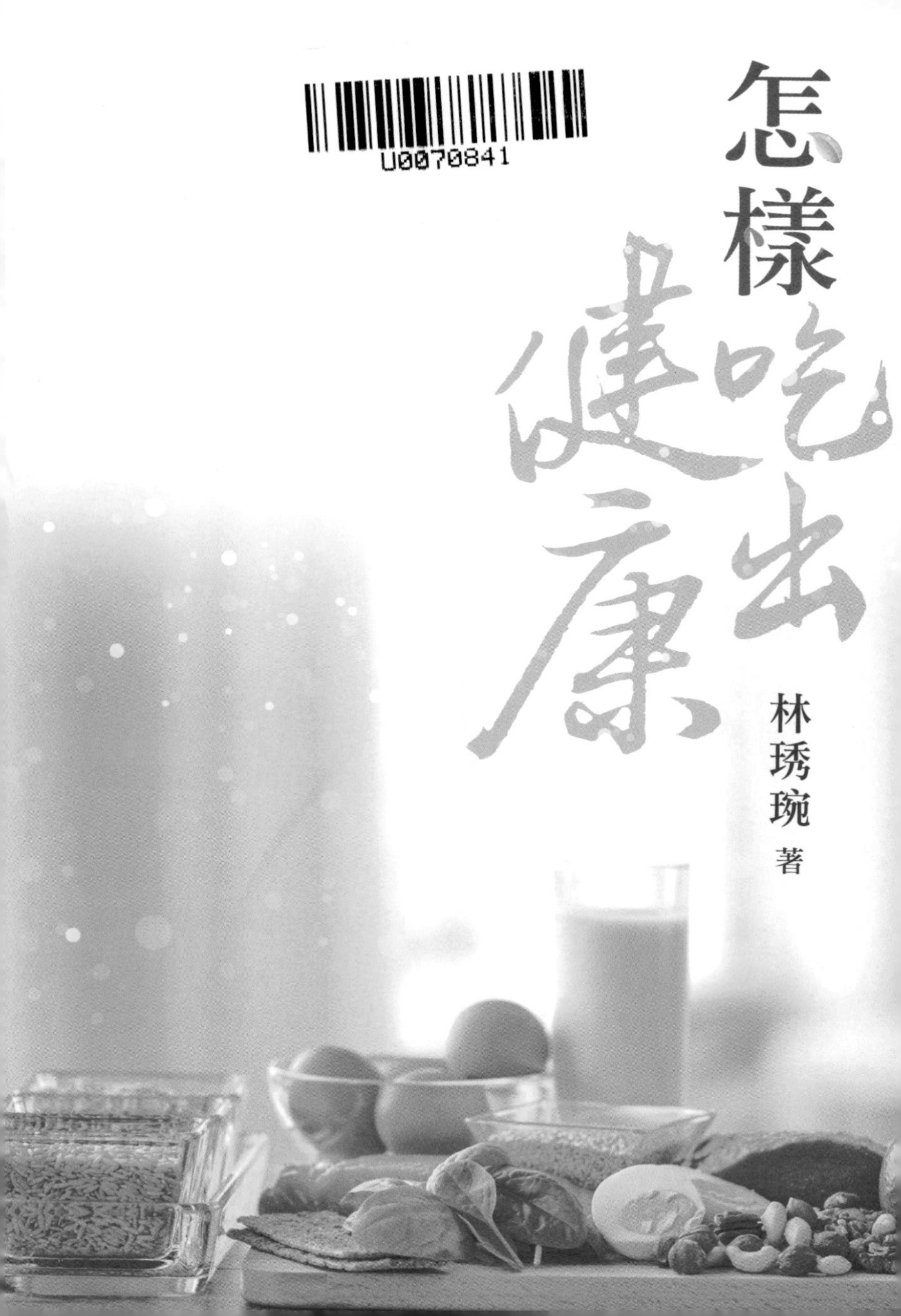
U0070841
怎樣
吃出
健康
林琇琬
著

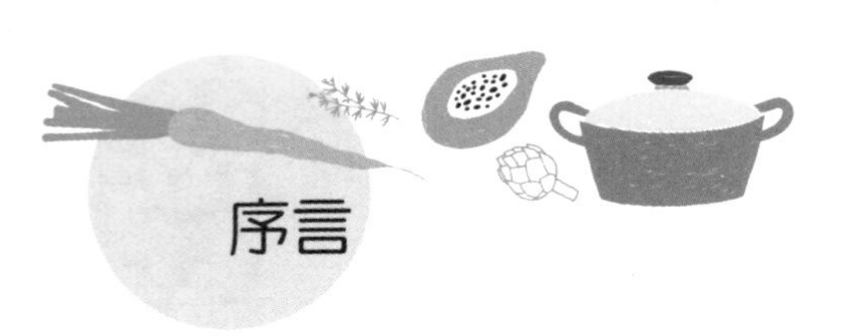

序言

美食的節目占了我們的現有頻道三分之一，這也說明了現代人對吃的重視，但要如何吃出健康，卻也是我們該注意的。

有許多的飲食觀念是似是而非的，我們吃的不一定就是健康的，卻還在生病時，訝異我們為何會生病？這其實也和不瞭解有關係。

有許多的飲食習慣是需改變的，若不改變卻想有不同的結果，根本是不可能的。

佛洛依德說過：「做相同的行為卻期待不同的結果，叫做狂妄。」

若是一直吃下，不健康的食物，卻一直期望要健康，這也是不可能會達到的。

我們就是我們所吃下的東西，吃下健康的食物，我們就會擁有健康，吃下不健康的東西，也就會不健康。

這裡所要呈現出來的，是如何吃出健康來，吃也是健康很重要的一環，我們可以在吃東西時，就吃下健康來，這樣健康也就會不遠了。

目錄
CONTENTS

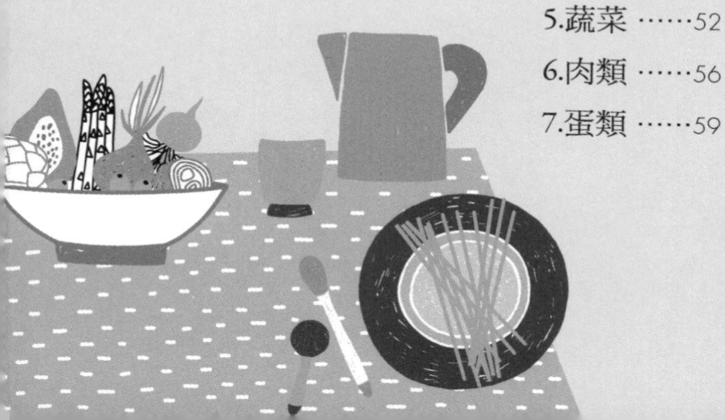

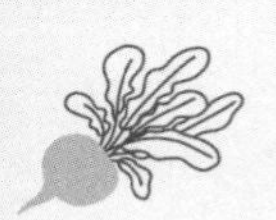
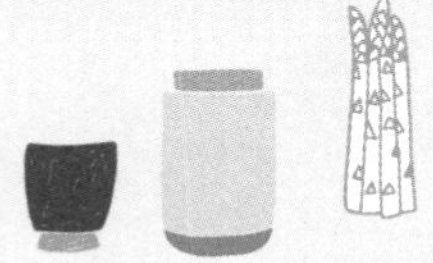

| 第四章 |

從疾病談健康

| 第五章 |

然後，你怎麼決定？

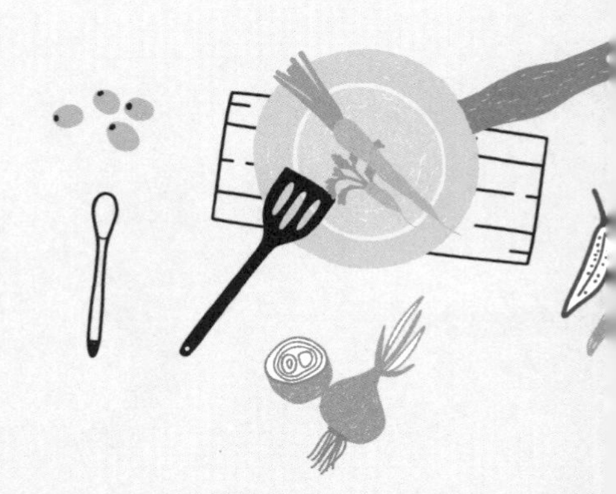

第一章

我們吃進什麼？

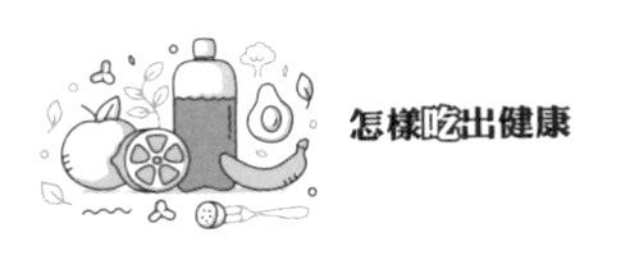

1.人類的生活

吃進不健康的食物，也會讓身體不健康，但現今的食物，卻大多屬於不健康的食品。

商業化的社會，過多的廣告充斥，令孩童過早接觸不健康的食物，所以也令許多成人病，過早在孩童身上發生。

過早接觸西方食物，如漢堡、冰淇淋、牛排等食物，也令女孩子們的初經過早。

過去一百年來，美國女孩的初經從十七點五歲提早到十點五歲。

非洲和亞洲的女孩，也提早到十三歲左右。

月經的來臨也就代表著生育能力已具足，但生理的成熟，卻不代表心理也成熟，這也是因為飲食習慣的不同，所帶來的影響。

對成年人來說，採用西方飲食習慣的人，罹患心臟病的比例也提高，而肥胖、禿頭的亞洲人在以前並不多，現在這樣的人卻也多了起來，這是因為美式食物裡含有大量的脂肪和荷爾蒙的緣故。

過多的荷爾蒙讓孩子的身體過早成熟，也讓孩子過早得和荷爾蒙對抗，衍生出許多的社會問題。

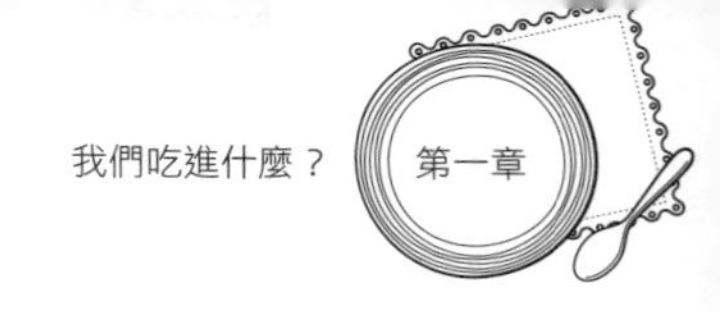

有生育能力，卻沒有經濟能力和教養孩子的能力，會製造出多重的社會問題。

若是在給孩子吃肉排和漢堡時，知道未來孩子在青春期會較難教養，那任何一個家長都會很謹慎的考慮，該不該給孩子這些食物。

一個十四歲的孩子不想讀書，只想生孩子，會是一個多令人頭痛的問題？

有許多事得要看的夠長遠，才不會讓時間到了時，才來後悔不及。

過度的勞累和壓力，是現代人不得不面對的生活型態，但這也造成身體的隱憂。

身體沒有適當的休息，很容易讓原本的自然修復能力喪失，也會造成過早出現老化的現象。

老化不僅是美麗與否的問題，它也是健康的關鍵因素，二十歲的身體，卻有五十歲的代謝不良問題，當然會造成身體的隱藏危機。

運動量的不足，也是健康的無形殺手。

許多人的休閒活動不是在戶外，而是坐在沙發上殺掉時間，也有人是在電腦中的世界沉迷，而沒有運動的時間。

運動量的不足，又吃進大量的肉類脂肪，也讓許多成人疾病，有提早到來的現象。

日前有一個新聞報導，說有八歲孩童中風的消息，這就和飲食有許多因果關係存在了。

飲食和運動是身體健康的大關鍵，實在不該再忽視下去了。

有許多的廣告會誘使孩子，去買下不健康的食物，商人在販賣商品時，並未想到孩子的健康，但我們在讓孩子吃下那些食物時，該想到身體將付出怎樣的代價才好。

不要再被廣告牽著鼻子走了，當我們躺在醫院時，那些賺到我們錢的商人，正躺在加勒比海的白色沙灘上，旁邊可能是身材健美的美麗營養師，在為他做完美的飲食計畫，好讓他擁有更多的生命去享受，用我們的健康所換來的財富。

我們該選擇可以讓我們更健康的飲食方式，這才對得起自己。

2.人類的飲食

現代人的生活緊湊，所以也有加工食品的出現。

加工食品的食用，也令健康有許多的危機。

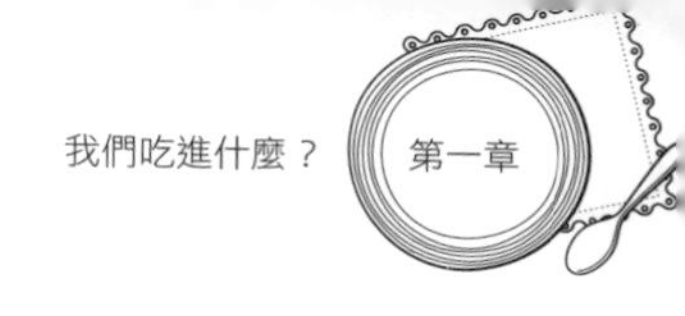

加工食品其實是不好的食物，因為它失去原有營養，也失去原有的風味。

幾乎加工就是加進了鹽、糖、調味料、防腐劑、安定劑。

表面上看來它也是一個食品，但實際上，它是個毒素。因為它對於我們的身體，一點幫助也沒有，但又因為加工食品很方便，所以也有很大的市場。

以短期來看，吃加工食品節省了我們很多時間，但以長期來看，卻損失了我們的健康。

吃加工食品無法讓我們吸收到天然的營養，所以我們該學會看標籤上的成分表，以免被廣告渲染的效果所矇騙。

加工主要是將脂肪氫化，這是為了把食物保存較久。

這過程是將氫分子加上脂肪分子，以使脂肪分子穩定，避免發出惡臭，食物也較不會腐敗。

但我們的身體卻難以將這樣的脂肪分解，這些氫化的脂肪會使得肝臟分泌膽固醇的速度減緩，而血管中膽固醇卻會上升，因此使得動脈裡容易有血塊而發生阻塞。

鹽也是加工食品的重要成分，因為它能掩蓋不好的味道，但過多的鹽，對我們的身體卻不是太好。

只有知道自己吃進什麼，才知道自己的身體受到什麼樣的影響。

我們吃進去的食物，不是會給我們營養，就是會損害我們的細胞與器官，因為食物就是身體的驅動力，科學家讓我們知道，食物的影響不下於藥物。

我們必須要瞭解自己的身體，到底吃下了什麼？不能只是吃下食物就不管了。

西方有句諺語說：「不關心自己健康的人，就是不關心自己生活的人。」

在吃食物時的態度，應該心存感謝的心，若用這樣的心態吃食物，會讓身體擁有更多的能量。

今日的我們，不再懂得善待自己，因為我們所吃的食物，根本不是一個健康的人所會吃的。

健康的食物，是指大量的穀物、莢果類、豆子、蛋白質、馬鈴薯、蔬菜、水果和乾果、堅果類、未加工處理的油、未精製或未發酵的麵包……，如果身體許可，也可適度的食用一些乳酪製品。

多吃馬鈴薯，以大量的此類健康食品，取代精製加工的食物，藉著食用大量的健康食物，會發現身體較從前有活力。

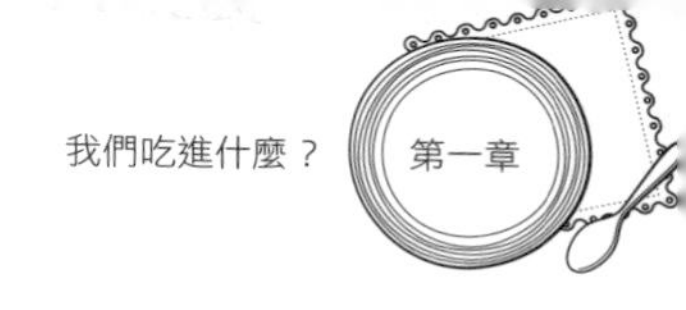

水是最好的飲料，喝大量的水可以讓身體中的毒素排掉，大致來說，啤酒、烈酒、水果酒、果汁、咖啡或任何非草藥的刺激品，只要一飲用時，就要喝上一杯水來沖淡。

咖啡和烈酒，不僅過度刺激身體，還會造成脫水，宿醉的主要原因，就是因為缺少水分，用完酒精飲料後，再喝一杯水，身體較容易應付一時的放縱。

特別是吃垃圾食物時，記得同時要喝下一杯水。水能夠將體內不好的物質排出，在吃下飲料或是其他的不是很健康的食品，喝下一杯水，可以讓不好的物質自然排出體外，讓身體可以沒有負擔。

3.心境和健康

商業化的生活，不但影響我們的生活，也影響我們的心理。

許多社會學家都相信，純潔的心靈和純潔的身體有必然的關係，這是有科學根據的，因為大腦也是免疫系統的一部分。

過度的緊張和壓力，很容易令身體出狀況，也會讓一些原本可以自行修復的身體機能，出現不該有的

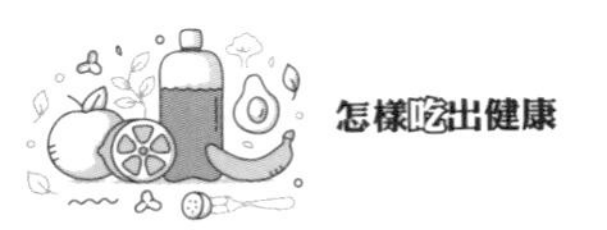

意外狀況。

越自然的飲食和作息，才能令身體有充裕的防衛機制，自動對抗一些細菌和疾病。

有許多不能被醫師醫好的疾病，是運用良好的心態來做好調整的，當心境越是健康，身體也越是能夠自我修復。

越來越多的人知道，當我們活在感恩和惜福中，健康的狀況會更好，也有越來越多的人，投入這樣的生活中。

生命是很寶貴的，若是為了讓自己的生命延續，而得讓另一個生命因此而死去，那也實在很難說是好事。

商業化的生活中，人為了創造出最大利益，常會忘了替自己以外的事去多做考慮，但是這樣的結果，也造成許多的弊端出來。

醫學越來越發達，但是不知名的疾病也越來越多，也可說是另一種人類該有的反思。

素食可以讓身體更潔淨，也可讓其他的生命活下來，當我們的生命是不令另一個生命遭到威脅時，在死亡到來的那一刻，至少是可以問心無愧的。

有越來越多人選擇素食，這也代表有越來越人

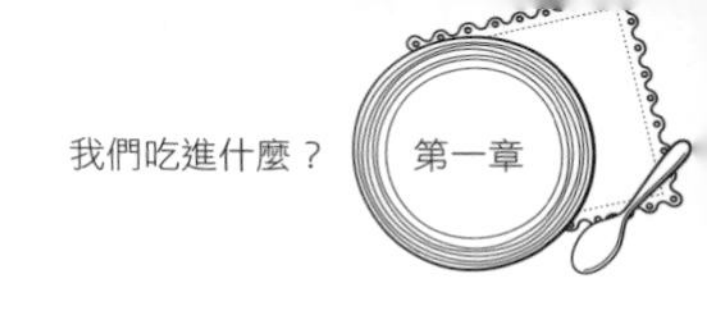

選擇，對另一個生命多想想，而不是令牠們活出恐懼來。

真正養過一隻雞，從孵育開始，到牠一點一點的成長，都細心照顧的人，就不會去動手殺了牠來吃，因為牠也有自己活著的權利。

去屠宰場聽過或看過殺豬的聲音和情景的人，便不會很輕易的吃下一片豬肉了，因為豬那樣恐懼的聲音，是任何有良心的人，都不想再聽到的。

有許多事都是因為不懂得，我們才會去做，若知道：因為一餐美食，我們會讓許多一同活在地球上的同伴受苦，我們就不會去做了。

長得和我們不一樣的地球同伴，也有生存的權利。

老虎吃人時，人人都會有憤怒和恐懼，那麼，人類在吃老虎時，老虎又會有什麼感覺？

想一想我們吃過的那些動物，牠們又會有什麼想法？

如果知道：每天給我們食物的人，其實是想要吃我們的肉，那你會有什麼想法？

那就是我們對待動物的方式。

世界上有許多可以讓我們吃的食物，吃動物的肉

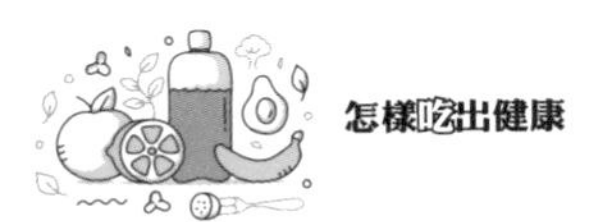

不是我們唯一的選擇，那麼為何不選擇一種會令動物感恩的方式？

為何不選擇一種，會令自己惜福的飲食？

身體若是活在慈悲中，心態自然快樂，有快樂的心後，自然也容易擁有健康。

這是可以自己選擇的健康和快樂。

第二章

從身體談健康

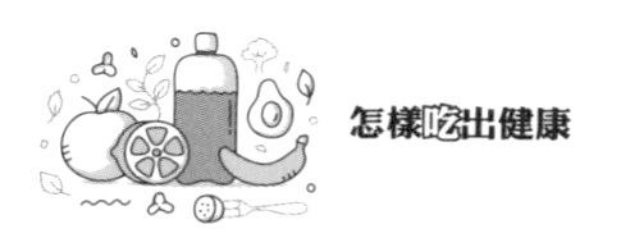

車子若髒了，我們會去洗車；若有需要維修的部分，我們會去保養，但我們最常忽視的，卻是我們每天使用的身體。

許多的疾病是因為飲食習慣所引起的，若能夠更瞭解我們的身體，也就更容易去擁有健康。

1.心臟

心臟的成分是由肌肉所組成，心臟的內膜比紙還薄，但是卻比鐵還來的堅實，心臟把血液壓縮運送到肺部後，可以結合氧氣，有了氧氣後的血液，再輸送氧氣的血液返回心臟，然後流遍全身。

心臟有很大的儲存能量，一天可以輸出約一萬三千六百四十公升的血液。

男人平均心跳率為七十二下，女人為七十八下。

心臟在惡化時，通常我們是沒有感覺的，因為動脈中並沒有神經系統，來幫助我們有所警覺，所以也就常會有心臟猝死的案例發生。

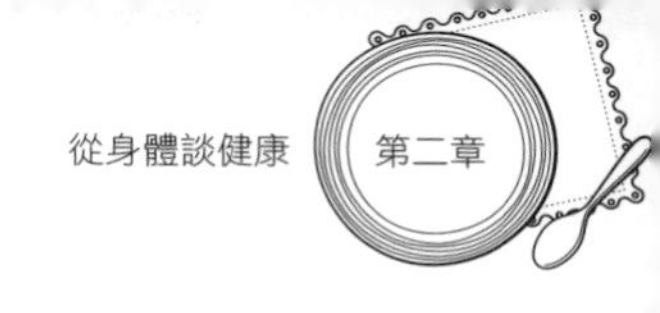

2.血液

人體所有的組織都是需要靠血液的補充和輸送，甚至於骨頭也需要血液。

血液由血漿構成，是一種類似水的流體，其中飄浮著數十億個紅血球和白血球、血小板。

人體平均約有五公升的血液，血液也是生命的泉源，它充滿著身體，讓細胞獲取必須要的養分，假設沒有潔淨的血液，我們就沒有健康的身體。

若是血液不潔淨，也就是說，血液中有許多的毒素的話，那血液也會一下子，便讓毒素運送到身體的每一個細胞。

血球原本就有相互排斥的作用，這使得血液能夠順暢的運輸氧氣給細胞，如果細胞無法獲得氧氣，便會一下子便有壞死的現象。

當我們吃下富含脂肪的食物，血液會在一個小時內，便充滿了油脂，血球也會因此被油脂所覆蓋，而因此無法發揮排斥彼此的功能，這時血球就會彼此糾結在一塊，也就是俗稱的血塊，心臟就必須要更費力的運作它的功能。

所以，當我們吃下一大塊肉排後，我們的血液就

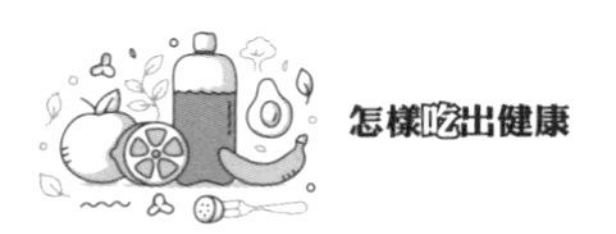

會充滿動物脂肪數個小時，這一段時間裡，血液會變得不暢通，細胞也因此而污染，當然器官也會連帶的被影響運作。

血液也有自動凝結的作用，如果我們的身體有外物割傷，血液的凝結就可以保護我們，不會因失血過多而死亡。

但是魚油會妨礙這項工能的運作。

愛吃魚的人，若是不小心車禍時，就有可能因為血液的不容易凝結，而造成救護不及的意外死亡。

正常的人，血液的凝結約為二到七分鐘，若是一位吃素者，大約只需要三到四分鐘，所以在有需要時，能夠有較快時間保命。

3.動脈

動脈在心臟的上端，圍繞著心臟。

在人體內的血管約有六萬哩的長度，動脈就像小型的運送器，負責輸送血液到各個細胞，靜脈則是將血液送回心臟。

為了讓心臟正常運作，必須供給很多的營養和氧氣，所以冠狀動脈就是負責這個重責大任，吸收了送

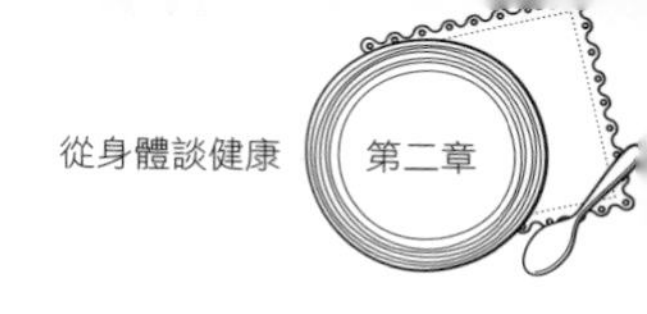

往主動脈的部分血液。

4.膽固醇

許多人視膽固醇為不好的東西，也很害怕它，但事實上，膽固醇是人體必需品，它是天然的潤滑劑，由肝臟分泌，形成細胞的外膜，分布在身體的各個部分。

我們約有百分之八十的膽固醇，是由自己的身體所製造的，但膽固醇並不是脂肪，而是一種脂醇。

每一種動物的肝臟，都會自行分泌膽固醇。

所有的肉類都含有膽固醇，只有穀類、蔬果類不含膽固醇。

即使是蛋，也含有膽固醇，蛋黃中的膽固醇也是很豐富的，只有蛋白中是不含膽固醇的，所以在食用蛋時，也有人是不食用蛋黃的。

人體每天分泌的膽固醇，約一百到三百毫克。

正因為人體是緩慢而有限的在分泌膽固醇，所以當人們大量的吃進肉類時，才會引起健康問題。

肉食者平均每一天，吃進五百到六百毫克的膽固醇，所以也因此每天都儲存了，過量的膽固醇在動脈中。

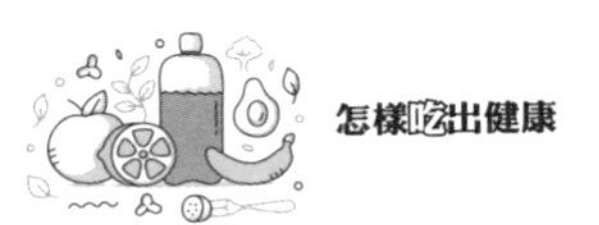

過量的膽固醇會因此而黏附在動脈的內壁中，那就像水管中黏附著大量的黃色礦物質和雜質一樣，會阻礙血管的運作。

人體會自行製造所需的膽固醇，但是人們卻因為吃進過多的膽固醇，反而容易引起心臟方面的相關疾病。

5.消化系統

不論我們吃進什麼，消化系統還是會不抗議的替我們盡忠職守的完成消化功能。

就算是不斷進食，它仍然不斷的為我們工作，所以我們也就會在不小心中，讓消化系統過勞的為我們工作。

其實，消化也是需要消耗體力的，也就是說在我們還未獲得食物中的能量轉化時，就要先耗損能量去消化掉我們吃進的食物。

消化系統所耗費的能量，大約是身體的百分之三十三的比重能量，也就是說，是人體中最耗能量的系統。

消化由嘴巴開始，口水會分解如醣類、澱粉、多

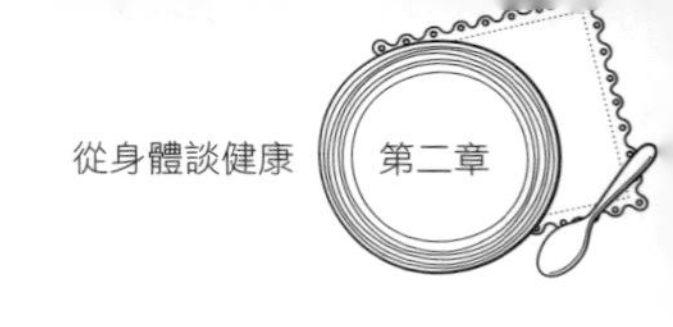

醣等碳水化合物，空腹的間隔一般約在一到六個小時不等，一般人平均時間約在四個小時。

運動和吃進富含纖維的食物都可以幫助消化，而水果是最易被消化的食物，壓力、酒精、含脂肪的食物則相反。

食物在我們的胃中，是浸在胃酸和酵素裹的，有些營養在胃中就被釋放在血液中，但是百分之九十的營養，是在小腸中被吸收。

小腸中有數萬的絨毛能吸收營養，然後再釋放到血液中，最後這些營養被帶到肝臟中去分解。

碳水化合物是第一個能被胃消化的食物，其次是蛋白質，再來是脂肪。

這也就是為什麼若是在睡前吃了許多含脂肪的食物，就不太好入睡的原因。

消化還需要我們的能量來運作，但我們在睡覺時，就是為了讓身體能夠再產生能量，但若能量被消化系統占去了，身體便不容易有良好的睡眠。

人的胃就如一個人握緊拳頭般大小，所以不宜吃過多的食物來讓它有太大的負荷。

大量的進食，反而很傷身。

讓胃有三分之二的滿，是胃最舒服的份量。

大腦在接收到過飽的訊息，需要大概約二十到三十分鐘的時間，但一個人大量進食，卻只要十分鐘，所以常在大腦還來不及知道吃飽時，就吃下太多的食物，造成身體的過分負擔，也讓許多寶貴的身體能量，耗損在消化上。

吃是為了能夠多做一些，對生命有意義的事，但若為了吃而無法做其他的事，反而得不償失。

能吃當然是福氣，但若生命只剩下吃而已，也不算是太大的福氣。

年紀漸增後，食量也會漸少，這是因為過多的食量，會令我們的心智較遲鈍，耗去較多的能量，而含脂肪的食物是最難消化的食物，也對消化系統最不利。

所以不要逼老年人吃進大量的食物，因為他們並不需要。

也不用因為要表示孝順，而買了大魚大肉來讓老年人進食，因為這樣反而會令他們不健康。

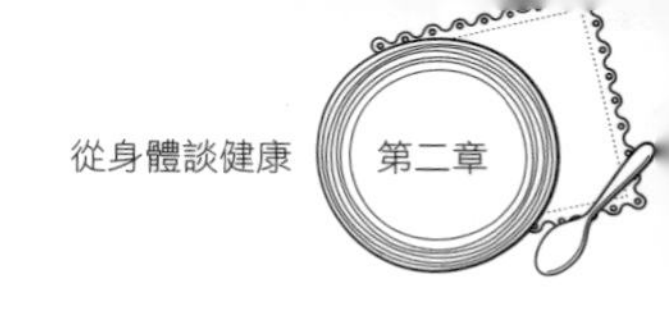

6.大腸

大腸平均長度約有一百五十公分，是負責體內垃圾的排出工作。

有乾淨的大腸是健康的保證，大腸就像我們身體中的廢棄物處理工廠，能夠將廢棄物排出，才會有健康的身體。

大腸中的糞便，便是那些沒有消化的食物、纖維、水分和數億的細菌。

糞便是很容易滋生細菌、病菌的，所以讓糞便的停留時間在大腸中越短越好，也就是說：不憋便、不便祕的人，就會比較健康。

有吃肉習慣的人，排便不會像素食者那般順暢，但是透過運動可以刺激大腸的蠕動，有幫助排便的效果。

一般來說，素食者較不會有排便方面的困擾。

大腸的蠕動次數，應和我們所吃的餐數一致，也就是說，一天若是吃兩餐，大腸的蠕動次數，就該是兩次，所以一天至少該排便兩次。

糞便的顏色應為淡褐色，形狀也應該是一致的，且能夠柔軟而不痛苦的排出，可以在排便後，觀察一

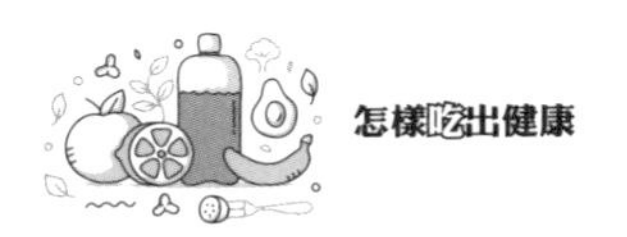

下顏色、形狀，來檢視自己的健康。

全麥食品、蔬果類、富含碳水化合物的食物，能夠幫助大腸的蠕動次數，也能夠幫助大腸運動。

我們的大腸是需要運動的，所以纖維很重要，而水果是最能夠讓糞便較為柔軟的食物。

在用餐前或用餐後的半個小時，喝大量的水，也有助於消化和排便。

7.肝臟

肝臟是人體的過濾組織，它的主要功能之一，是在過濾身體中的毒素。

不只是人類，所有的動物都有肝臟，由於肝臟是分解體內外來的污染物，所以也會含有大量的毒素，所以會吃肝臟的人，就讓人難以理解了。

肝臟的功能很多，幾乎有幾百種不同的功能，但若人體累積了太多毒素，它便無法發揮功能，毒素也就會容易進入血液中，若有這樣的情形，人體就很容易生病。

肝若是無法正常的排解毒素，身體就像是少了門戶的防守，所以也就更容易生病。

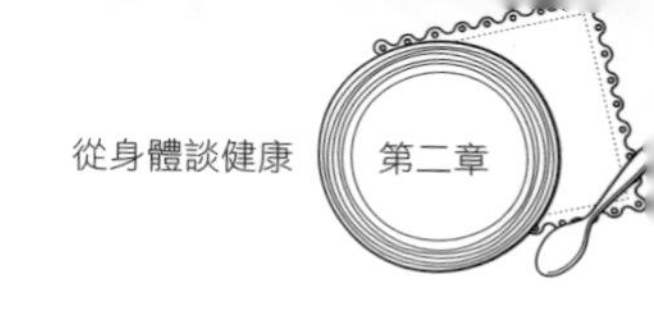

酒精是最傷肝的毒素，有空時可以到驗屍處去看，一個死於酒精中毒的肝是如何的模樣，

相信看過之後，就不會用酒精來當做娛樂了。

肝也是人體最大的腺體，約有1815公克，當食物被消化和吸收後，就會到肝臟來被分解。

肝臟同時也分泌膽汁，一種可以分解脂肪的酵素，若人體沒有膽汁，人體就無法適當的分解和吸收脂肪。

肝臟也分泌一些膽固醇，如果人有肝臟方面的疾病，像是因喝酒引起的肝硬化，肝臟分泌膽固醇的速度就會減緩，身體便會有所傷害。

8.腎臟

腎臟能夠排除體內的毒素，每天可以過濾全身的血液約二十五次，腎臟決定了人體該排出什麼。

常吃高蛋白食物會較容易引起腎臟方面的疾病，過多的蛋白質會破壞腎臟的過濾功能。

腎臟和肝臟一樣，也是有許多的毒素，只是仍然有許多人喜歡吃動物的腎臟。

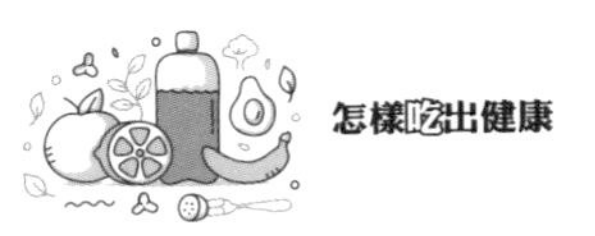

9.免疫系統

免疫系統是一條很好的身體防護線，能夠令身體在遭受外來的細菌攻擊時，提供最好的保護身體功能。

若是這個系統出現問題，許多意想不到的疾病也會不請自來。

這是我們體內的醫生，會自動修復、調整、平衡身體。

若有較好的免疫系統，在有流行疾病時，也就不易跟著生病，因為免疫系統可以幫我們抵抗細菌的入侵，讓身體保有健康。

免疫系統像是我們身體的保全系統，它會自動的巡視身體，提供較好的環境，例如若有傷口時，免疫系統會請白血球來幫忙殺菌，讓病菌不會入侵。

身體其實就有自動修復的功能，藥物是身體的自動功能無法修復時，才採取的備急方案。

有些人以為吃藥是會好的，卻不知身體會因為不當的食用藥物，而儲存過多的毒素，造成身體的更大負擔。

免疫系統就是身體的清道夫，可以幫我們將身體

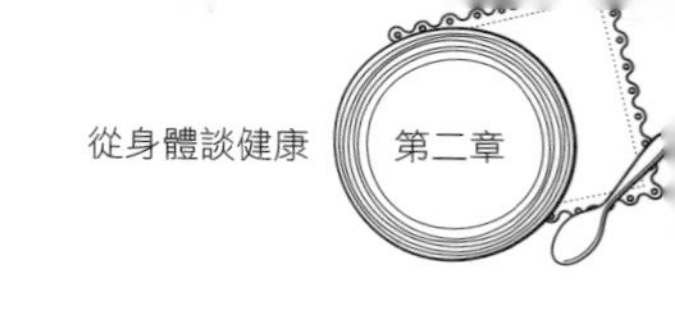

清除不必要的細菌。

身體也會分泌一些液體，當我們感冒時，身體會生出一些黏液，將那些要包住的細菌趕出去，這也就是為什麼感冒時，都會先流鼻涕的原因，因為身體先將不要的細菌給趕出去，這是第一道身體防線。

有些人不知道流鼻涕是有這種作用的，所以把鼻涕往上吸，這樣一來，細菌就又跑進身體裡了，感冒也就不容易好。

發燒也是一樣，當身體想要趕出一些病菌時，就會發燒，這樣是要避免掉更多的病菌跑到身體中，這是身體的自然反應，也會自然的好，除非燒得太過久和溫度過高，不然最好不要隨便吃退燒藥，這樣反而會對身體不好。

生病時停食一、二天是正常的，不用強迫吃下食物，這是身體在做一些汰舊換新的工作，若是硬要吃下東西，消化掉原本要用來恢復身體的能量，反而對身體健康沒幫助。

狗或貓在生病時，會想吃東西嗎？

牠們不會吃下任何東西，只會想休息，其實休息就是免疫系統在幫我們修復身體。

身體在適當的休息後，就會有自我修復的能力，

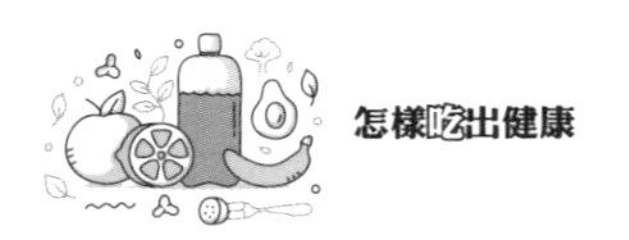

所以實在沒必要讓身體增加負擔。

那又該如何維持免疫系統？

有良好的飲食習慣，會讓免疫系統有較好的運作。

維他命群、礦物質、酵素，都是可以增強免疫能力的食物，其中又以維他命、胡蘿蔔素和硒最能幫我們增添身體的抵抗能力。

心情也會影響免疫系統的運作。

有些人在患了醫生宣告不治的疾病後，靠積極的心態和好的飲食習慣不藥而癒，就是因為免疫系統增強，而有了很好的效果。

這是因為腦中的想法會影響到體內的化學成分，特別是人在笑時，可以分泌很好的化學成分，讓身體的免疫系統增強，所以每個人每天都該要微笑，這是比藥物更有效的健康藥。

母乳中也有很好的免疫物質，所以讓剛出生的嬰兒吃母乳，就是讓孩子有更好的免疫系統來對抗疾病。

運動也會增強免疫系統，運動能夠增強淋巴系統的運作，淋巴在肌肉有運動時，也會提高體溫，進而讓血液中的白血球增加，白血球可以幫忙對抗外來的

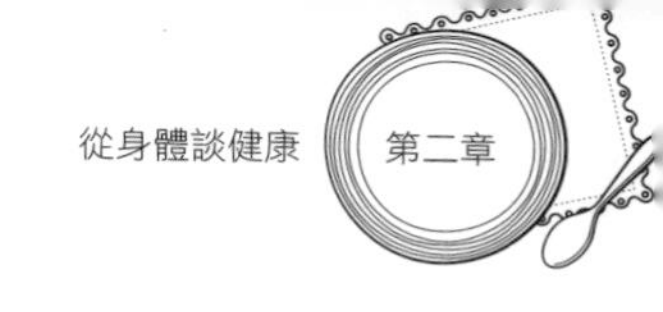

病毒，所以運動也是讓血球健康的方式。

維持血球的健康是很重要的，病毒和病菌是無法攻擊健康的血球的，但大多數的人，卻在不自覺中，讓血球不再健康，降低我們的防禦系統。

咖啡因、尼古丁、酒精、壓力、不自然的加工食品、沒有適當的休息、化學治療，都是會讓免疫系統減弱的主要原因，另一方面，過多的脂肪也會減低免疫能力。

德國的報告指出，素食者的白血球，比非素食者者，多兩倍以上的摧毀癌細胞力量。

生活在現代的人，難免會有過多的化學物質和放射線污染，所以可以多補充一些維他命和礦物質來幫助免疫系統。

食物中就有許多這些成分，若在食物中就能攝取的成分，就沒必要去買維他命來補充。

10.酵素

酵素是體內化學作用的功臣，也是消化的摧化劑，它能夠把食物分解成較小的分子，讓營養能夠通過消化道中的細胞薄膜，讓營養進到血液中。

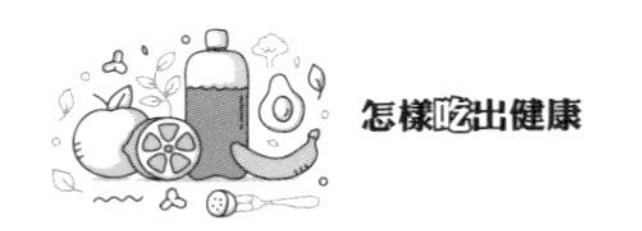

身體中有各種酵素，它們都各司其職，也都有很好的功能。

酵素必須要在一定的溫度下才能運作，這也是為什麼許多的蔬果，在炒的過程中，會流失營養的原因，在新鮮的蔬果中，才能保住酵素。

所有的器官、細胞、組織，都需要酵素來運作，所以酵素也是很重要的身體一環。

加工的食品中，也會將酵素破壞，所以食物還是吃自然的風味最好，這樣才能吃到食物中的營養成分。

酒精、尼古丁、咖啡因、水中的氟化物、食品添加劑、防腐劑，都會破壞酵素。

酵素分為許多種，身體只有代謝酵素和消化酵素，有些酵素是要靠食物來取得的。

消化酵素：如嘴中的唾液，是消化道的上半部，到目前已發現的已超過一千多種酵素。

代謝酵素：在血液、細胞、身體組織、身體各個器官中運作。

食物酵素：在新鮮的食物中存在，未煮熟的蔬果較煮熟的蔬果，較易存在酵素。

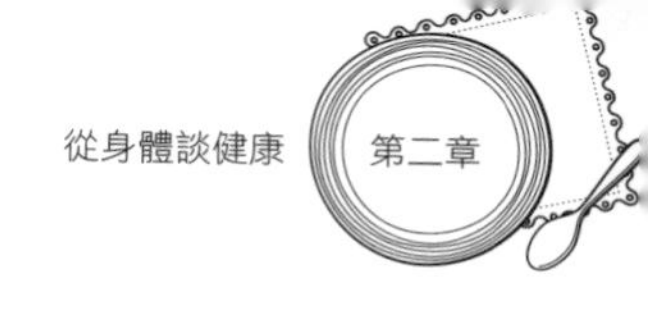

11.細菌

身體中存在許多的好菌，它們是在幫助我們抵抗體內的毒素。

有些人認為細菌就是不好的，其實也不盡然，一般人都知道喝養樂多對身體好，喝養樂多就是喝下一些可以幫助腸道蠕動的菌，這些好菌其實是對身體好的細菌。

12.毒素

毒素是對人體有害的物質，在健康的情形下，身體可以控制一定的毒素，可是若太多的毒素積存，人體就會負擔不起，而讓身體有危機。

也可以說，身體生病時，就是身體中的毒素過多，已經超過正常的身體能夠負荷的程度，就會有疾病產生。

毒素是經由大腸、膀胱、肺部和皮膚所排除的，其中有三分之一是由皮膚所排除，若身體中的毒素太多的話，皮膚的狀況就不會太好。

素食者的皮膚普遍來說，都比一般人的皮膚好，

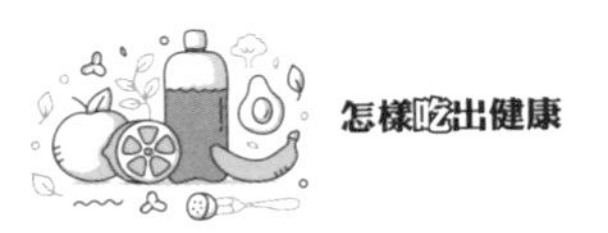

就是因為體內的毒素較一般人少。

皮膚會排出不好的物質出來，一般來說，我們的汗約有百分之一是固體，包括鹽、尿素、乳酸等。

雖然眼睛看不出來，但是這些物質都會排出在皮膚上。

如果動物性食物吃太多，血液的酸性度過高，血液中的尿素與乳酸便會大量增加，當它們被排出皮膚表面時，也會逐漸侵蝕皮膚表面的細胞，使得皮膚失去張力和彈力，皮膚也會越來越粗糙，

甚至於顏色也會改變，有黑斑、雀斑的產生。

擁有細緻美麗的肌膚，一直是很多女性追求的目標，但是現在有很多人是問題性肌膚，這又是何故？

原因是很多人的飲食是以肉食性為主，吃過多的動物性脂肪，身體不容易消化吸收，給肝臟帶來過多的負擔，無法代謝吸收這些脂肪，所以就在皮膚表面浮出脂肪，這也是面皰和粉刺的形成原因，還有另一個隱憂是：肝臟也因此造成很大的負擔，這對健康是很危險的事！

如果多吃富含鹼性礦物質的植物性食物，會讓血液呈微鹼性，這樣一來，血液中的乳酸就會因此而減少，也就不會被排到皮膚表面來，而且鈣等礦物質可

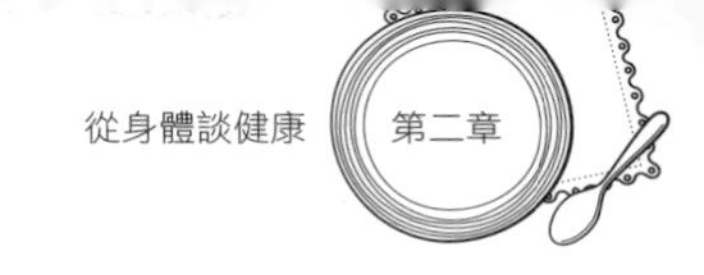

以將血液中的雜質清潔，有潔淨的血液就能讓身體中的器官、組織、細胞有很好的發揮作用，身體當然會健康。

很多人花了很多的錢在美容上，但卻忘了最根本的體內美容，若有健康的身體，皮膚自然美麗，花了很多的錢，買名貴的美容品，也只是在表面做工夫，治標也治不了本，若能從根本處美容，花的成本會小一點，效果會大一點。

皮膚是幫助身體排出毒素的一大功臣，很多的毒素就是經由皮膚來排出的，但有些愛美的人士，卻把全身的皮膚都塗上護膚乳液來阻礙皮膚的代謝功能，這樣反而造成身體的負擔而不自知。

若要讓皮膚美麗，該要從飲食開始，來做根本的改變，吃下身體代謝不了的毒素，卻想要擁有好皮膚，這是不可能的事。

若是毒素累積在體內時，身體會發出警訊，像是頭痛、感覺不舒服、酸痛、舌頭有舌垢等。

毒素會累積的地方，是在關節和淋巴中，有時也會在脂肪裡，所以過度的肥胖，也是不健康的。

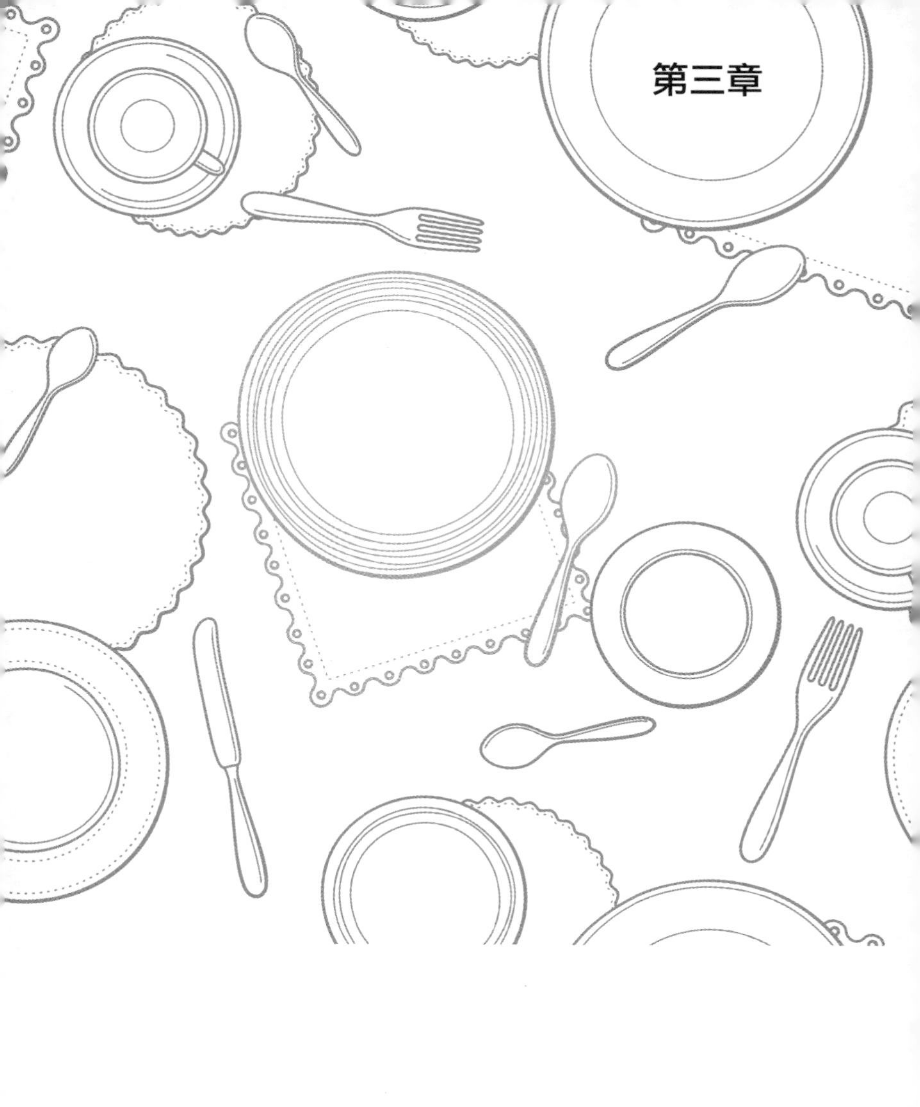

第三章

從營養談健康

人類必須從食物中獲取必須的營養素，才能有健康的身體。

身體要有充足而均衡的營養素，才能讓身體生長發育，把耗損掉的能量補充，體溫也足以維持。

長時間的缺乏某一種營養素，會讓身體產生危機。

營養素可分成三類：

一、供給身體熱能：由醣類、蛋白質、脂肪等氧化作用而產生，就像車子需要石油來熱化，身體也須要維持熱能。

二、構成和修補組織：需要蛋白質來供給氨基酸，礦物質如鈣鎂鐵碘等，和維他命。

三、調解身體機能：需礦物質來幫助新陳代謝，維他命來維持身體的生長與健康，水和纖維來刺激小腸的蠕動，以幫助消化。

1.蛋白質

一直以來，人類有許多似是而非的飲食觀念，如一般所認為的四大類食物為：肉類、奶類、穀類和蔬果類，會把肉類列為人類該攝取的必需食物，是因為想在食物中，獲取完整的蛋白質。

這是很錯誤的觀念，其實人體是無法「直接」獲取蛋白質的，蛋白是需要分解才能被人體吸收的，而多一個多餘的轉化動作，其實是會為身體帶來負擔與老化。

吃肉類食物，反而會讓人容易老化，這也就是為什麼素食者，較不容易看出年齡，因為能量沒有被耗損，身體沒有多一個負擔，看來就會比肉食者年輕。

最好的抗老化動作，並不是整型和美容，而是改變飲食習慣，一個人的外表如何，和飲食習慣有最直接的互為因果關係。

其實人體是不需要吸收純蛋白質的，只要吸收氨基酸就可以，氨基酸就是蛋白質的元素，只要吸收氨基酸，身體就會自動轉化為身體需要的蛋白質成分。

人體中原本就存在有轉化蛋白質的功能，若是食用肉類來補充蛋白質，身體又要多轉化一次，那會多耗損能量，所以就造成負擔和老化。

人體所需的八種基本氨基酸，都可以在蔬果和穀類中獲得，執意要吃肉類才能有蛋白質的人，不是基於營養的原因，這和愛吃比較有關係。

若有人告訴你：素食者會不夠蛋白質，那一定是

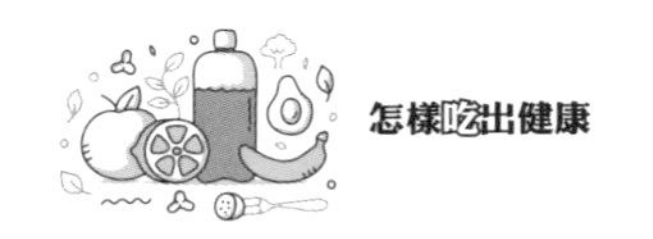

他的營養常識不足，不用和他計較，因為他沒看你手上的這本書，別怪他，記得要在心中祝福他，這也是素食者該俱備的慈悲心。

都知道要尊重生命了，當然也該尊重人類，人類也是在我們尊重的生命範圍內。

即使是吃全素的人，也不會死於缺少蛋白質，人類不會死於缺少蛋白質，只會死於營養失調，若有人嘲笑素食者會死於缺乏蛋白質，那你就知道：這太扯了！

還有人以為，我們該在一天中攝取足夠的必須氨基酸，這也是不對的，人體會儲存氨基酸，血液、淋巴和肝臟都有這些功能，若沒有攝取到時，身體會自動分泌沒有攝取到的氨基酸，讓身體保持平衡。

有些人以為蛋白質會使肌肉強壯，所以要吃肉才能讓身體強壯。

請細想一下：吃腦就會真的補腦嗎？那為何吃肉能夠補肉？

人體的肌肉是要靠運動來增強張力的，若是吃肉就能讓肌肉強壯，那運動員就不用練習的那麼累了，每天在家吃肉，比賽時就可以拿冠軍了。

有些人認為吃進動物性蛋白質，會給我們帶來

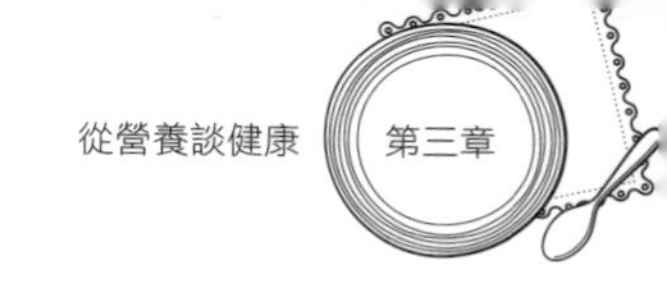

活力，因為蛋白質是不能由人體直接攝取的，所以這個想法是不對的，因為直接攝取蛋白質反而會消耗能量，所以也不會給我們帶來活力。

身體是由碳水化合物和脂肪來做為燃料的，蛋白質可以建構身體的許多部分，但無法為人體帶來立即的能量，因為還是要轉化為氨基酸才可以，在吃進動物性蛋白質時，還需要想到這些食物，會為身體帶來容易組塞血管的飽和性脂肪和膽固醇。

有些人以為動物性蛋白質比植物性蛋白質好，但是植物性蛋白質的營養，都足夠養活牛、馬、大象、犀牛了，人類要在植物中攝取營養，應該不會有問題。

蛋白質是人體的必須成分，人體需要蛋白質來修復細胞與成長，但過了二十歲後，身體大抵已經發育完成，這個時候該注意的是保養。

小時候確實需要攝取蛋白質來幫助身體發育，但長大後若仍舊攝取過多的蛋白質，只會增加身體負擔，也容易造成器官的衰竭和老化現象。

又因為蛋白質是難以被分解的大分子，所以也讓腎臟和肝臟負擔過大，甚至於造成免疫系統的負擔。

當人體要分解肉類中的蛋白質時，會有一種叫尿酸的強大毒素被釋放出來，這是因為人類和肉食性動物不同，人體中並沒有尿酸酵素來分解動物性蛋白質，所以吃肉而產生的尿酸，會讓體味濃厚。

和外國人相處過的人，都知道外國人身上有很濃厚的體味，這是因為外國人都以肉食為主，所以身上便有濃厚的體味，外國人噴香水是表示禮貌，就是因為不要把體味造成他人的困擾。

現在有許多國人，也有許多不同的體味，因為飲食的不同，也學外國人一樣大吃肉類，身上便有了不好聞的體味，當然也開始買香水來掩飾體味，香水在國內的銷售，也有很好的成績，

原因就在於：吃太多肉類了。

我們有一個錯誤觀念，以為有錢人就是該吃肉，沒錢的人才會吃青菜、豆腐、穀類、水果等食物，現在這個觀念要轉變了，去看看真正的有錢人，他們吃的反而是我們認為窮人吃的食物，而且大多吃生鮮的蔬果，來確保健康。

吃肉過多的人也較易引起骨頭疏鬆症，因為吃進動物性蛋白質會從骨頭濾出鈣質，這些鈣質是要與蛋白質中含硫的氨基酸中和，骨頭中有百分之九十八的鈣質，為了分解動物性蛋白質，我們得損失骨頭中的

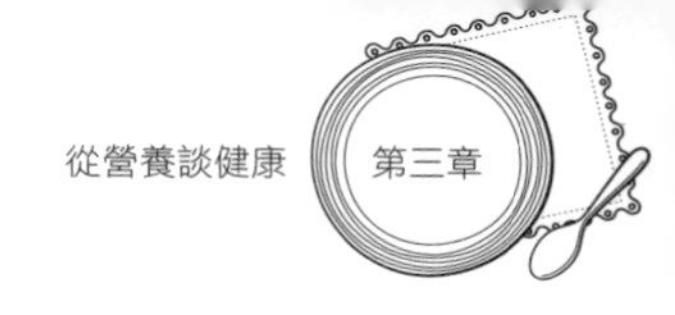

鈣質來分解，這樣反而讓我們會缺少鈣質。

有些人以為孝順老年人，就是給他們吃大魚大肉來補，這樣反而會讓老年人的鈣質流失，而危害到老年人的健康。

老年人的骨頭會因錯誤的健康概念，而讓我們搞壞而不自知。

還有，老年人的消化系統也不較年輕時那樣的健康，吃太多的肉類，是很損耗能量的，對消化也會造成困擾。

消化很耗能量，而肉類的消化又更耗能量，所以讓老年人吃肉類，反而會讓老年人更虛弱。

再說，人體可以儲存的蛋白質容量並不多，蛋白質不是被排除掉，就是被儲存起來，所以多餘的蛋白質會令身體造成肥胖的現象，不但不會讓肌肉強壯，而是會讓身體肥胖。

西方人大多比東方人肥胖許多，就是因為大量的吃進動物性蛋白質，現在的小孩比以前的小孩普遍的肥胖，就是這樣的原因。

我們對蛋白質都有一種誤會，以為吃進越多的蛋白質越好，不過，事實是：就算一個吃全素（指的是不吃肉、魚、奶、蛋的飲食）的人，一天也會吃進人

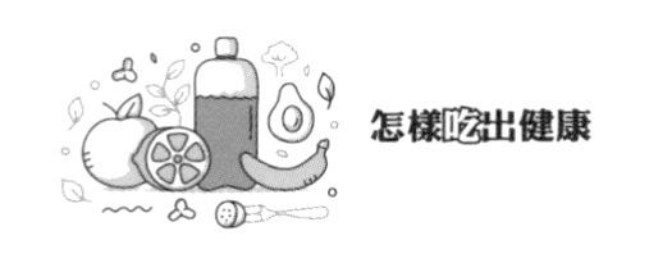

體所需的兩倍以上的蛋白質，所以我們所要擔心的，不再是身體不夠蛋白質，反而是需要擔心，我們會不會吃進太多的蛋白質了。

過多的蛋白質攝取量，反而會有害於健康。

穀類和豆類是植物性蛋白質的重要來源，麥芽和穀芽所含的蛋白質比肉類中所含的蛋白質要好上許多，牛奶的蛋白質含量較低，但卻是一種很好的蛋白質來源。

為了攝取蛋白質，素食者可以高度利用黃豆蛋白質和多食用全麥麵粉，這樣一來，可以有較優質的蛋白質來源。

2.碳水化合物

我們所吃的食物中，以碳水化合物最多。

它是人體不可缺少的燃料，也能很快的被人體利用，立即的轉化為人體所需的能量。

碳水化合物又可分為兩類：

一是單一碳水化合物：水果類

二是複合碳水化合物：蔬菜、穀類、麵粉、麵食類。

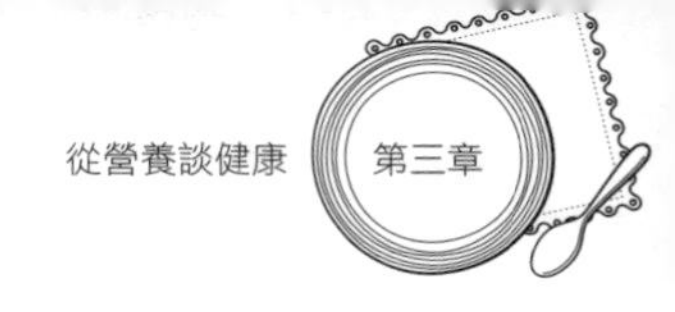

它們可儲存在肝臟、肌肉和血液中，儲存在肝臟、肌肉中的碳水化合物叫肝糖，在血液中的叫做葡萄糖。

人體可以無限制的一直儲存脂肪，卻只能儲存一千五百卡路里的碳水化合物，所以我們需要定時的攝取碳水化合物。

碳水化合物對人體有許多的好處，它能讓人體不會造成負擔，因為它和脂肪和蛋白質比較起來，是容易消化的。

碳水化合物中的糖分會緩慢的被有效釋放出來，所以能一直為人體帶來熱量，若要減肥的人，可以藉由攝取碳水化合物來達到效果。

坊間有些減肥法就是利用多吃蔬果來減重，所利用的就是這個原理。

碳水化合物不會像脂肪那樣的被儲存，像以水果來說，它能很快的被人體轉換為血糖（也就是葡萄糖）來使用，這就是為什麼水果能夠讓我們立即的有體力，因為它很快的就讓血液中有葡萄糖，有了葡萄糖也就有體力。

沒有體力或是體力消耗過多的人，一到醫院就會被注射葡萄糖，就是在為患者立即補充葡萄糖。

大腦和神經也依賴葡萄糖來運作，所以若是失眠或睡眠不足的人，想要讓身體清醒，最好的方法並不是喝咖啡或茶葉來刺激身體，而是吃進新鮮的蔬果來立即的補充葡萄糖，是最好的健康而無負作用的方法。

有憂鬱、擔心、心煩不已時，也可吃新鮮的蔬果來撫平情緒，因為碳水化合物會使大腦產生一種會令人精神平靜、有精神的血清

最好的碳水化合物是不加工的，有些加工的過程中除去了麥麩、穀糠，但這樣一來，也把有用的纖維質去掉。

大部分的點心、餅乾都是經過加工的碳水化合物，而所有的肉類中，都不含有碳水化合物。

所以最好的碳水化合物來源，是完整、原味、不加工的蔬菜、水果和穀類。

3.脂肪

脂肪有供給熱能，構成身體組織，調解身體功能，維持體溫和保護內臟的功能。

素食者的脂肪來自植物食品，在五穀中普遍含

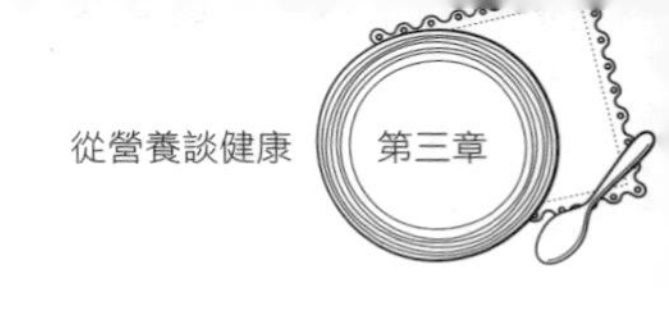

有脂肪，豆類及核仁的含量，又是裡面的脂肪含量高的。

素食者的日常飲食中，醣類算是攝取最多的，第二多的就是蛋白質，蛋白質在體內被分解消化吸收後，又可衍化為脂肪，而且可讓素食者的肌膚較為光澤，所以脂肪的攝取，不會有不充足的憂慮，也不會有過多的危險。

脂肪其實算是營養中很重要的一環，飲食中脂肪的攝取是需要的，但現代人對脂肪的攝取卻有些過了頭。

大約五十年前，我們的卡路里來源約有百分之十是來自於脂肪，現在卻高達百分之五十，除非我們是運動員，可以排除過多的脂肪，不然的話，超過人體所能負擔的百分之十到十五，就會讓身體造成負擔。

人體所需的脂肪並不多，但今天我們的飲食中卻大部分都有脂肪的存在，這是因為把食物加進脂肪和糖後，會讓食物的口感和味道變得更好，所以愛好美食的人，也就容易吃進過多的脂肪。

脂肪本身並沒有什麼味道，但它是食物的活化劑，可以讓食物顯得美味，這就是為什麼我們在煮東西時，會加進脂肪（炒菜都會加油）的原因。

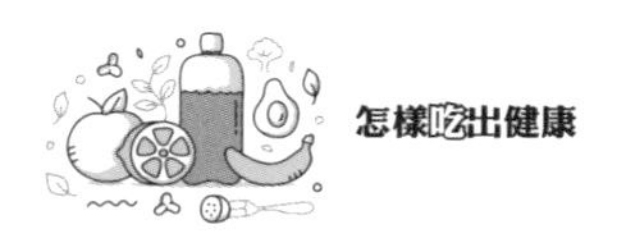

脂肪又可分為飽和性脂肪和不飽性脂肪兩種。

飽和性脂肪在室溫下會成固體，像是肉類、蛋類等，另一種不飽和性脂肪，在室溫下會成液體，像是油就是不飽和性脂肪。

脂肪可以為人體儲存的能量，是碳水化合物的二倍，另外，脂肪可以為我們的神經、器官、肌肉形成很好的保護膜，脂肪還有一個好處是：脂肪可以讓可溶性脂肪維他命被充分的利用（像是維他命A、D、E、K都可以被有效的運送和被利用）。

雖然脂肪有許多的好處，但今日我們所面對的問題：是吃進了太多的脂肪，所會造成的身體負擔。

從二歲後，人體對脂肪的攝取量就該要注意。

特別是現今的市場有太多的加工食品，這些食品中，大部分含有百分之四十到五十的脂肪。

肉類食品則大多是飽和性脂肪，也就是那種會讓膽固醇提高的脂肪，但肉類食品的販賣者，卻不提供這方面的資訊，相反的，卻提供許多肉類食品對身體的好處，混淆消費者的判斷力，而且也無需負擔起責任。

過多的脂肪會使血管阻塞，身體也較易感覺到疲勞，這是因為脂肪會讓血球黏在一起，這樣一來，氧

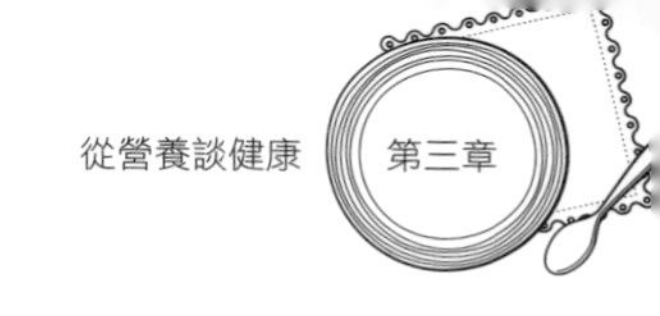

氣就無法被帶到肌肉中，廢物也無法被除出，動物性脂肪是最易讓身體產生這個現象的，所以若是不再攝取動物性脂肪，就可以讓血液潔淨。

4.魚肉

魚是吃水中的許多垃圾的，也是一種吃進腐敗物的動物，魚可以令河川、湖泊、海洋乾淨。

在工業社會後，許多的化學污染物被倒進了水中，許多的有毒物質被魚吃進體內，而人類又吃進這些，吃了有毒物質的魚，這也令人類的健康又多了一項的隱憂。

在這幾十年來，已經有數千種疾病是由於吃進有污染的魚，所引起的疾病。

魚就像是加了許多化學物質的蛋白質和脂肪的綜合體，而且也有許多的魚身上，有許多的透明、肉眼看不到的許多寄生物在裡面。

魚在食物鏈中有很大的位置，也正因為如此，牠們的身上也帶來許多的細菌。

海中的許多微生物吞進有污染的化學物質，小魚再吃進這些微生物，然後大魚再吃這些小魚，最後人

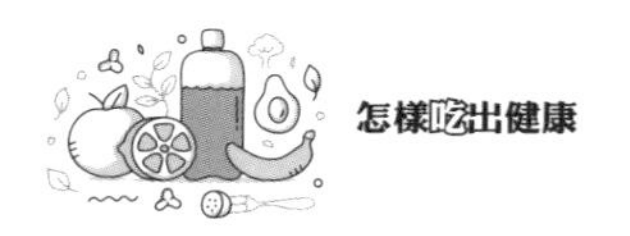

類又吃進這些大魚。

也就因為這個原因，吃魚類變成了有許多健康方面的問題。

美國一項報告指出：「吃魚的人體內比不吃魚的人，多出五倍的有毒物質。」

一般的觀念中，都認為魚能夠補腦，也能夠令人更聰明，但是所有的海水魚中，幾乎可以找到汞的存在，汞是所有化學物質中最毒的一種，它可以很快的破壞大腦和神經系統。

古時候的人，在對人下毒時，就會在人的食物中加一些汞，目的就是讓人死於無形中，日積月累下來的毒素，就會讓人死於無形中。

認為魚很補腦的人，可以用這個觀點再去細想一下：魚到底有多麼補腦？

現在我們的水質中，因為含有過多的鉛、汞等有毒物質，所以我們變成很難去分辨我們所吃進的魚類，到底有沒有問題，這些毒又是無色、無味，而且是累積性的，也就是說，不是吃一條魚，就會死亡，所以就算是檢驗出來後，也不是太有讓人警惕的效果。

再來看今日的捕魚過程，因為近海已經不太能

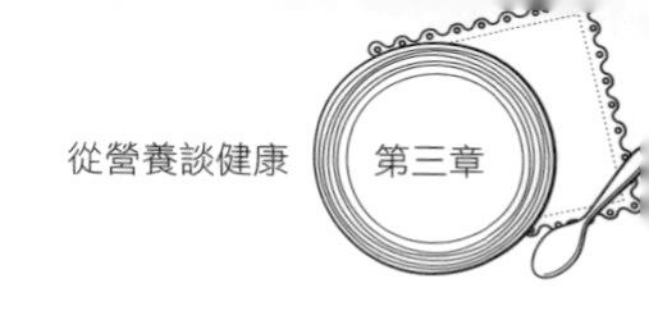

夠捕獲魚了，所以漁夫必需要到遠洋捕捉魚，一般來說，大約要花四天到二十天才會回程。

當漁夫捕獲魚後，便把所有的魚堆放成一堆，腸子中的東西，很容易便在推擠中而流出來，沒多久魚吃進的有毒細菌便會流出來，這些細菌會加速魚腐敗的速度，放置的時間越多，魚腐敗的速度便會更快，細菌的繁殖也就會更加的多，然後漁夫會在這些魚的身上，灑下許多的抗生素以防止腐敗，接著就會被送到市場。

魚腐敗的速度比其他的動物還要來的快，如果去過魚市場的人，應該都不會忘記那種味道，若是在夏季的高溫中放個三到四天，再把魚吃下，也許會令人吃不下任何食物，但是捕魚的過程中，卻是長時間把魚在高溫下曝曬，再送到魚市場的。

還有，人的體溫是比氣溫高的，那可以來想像一下：魚在我們的體中，會有何種味道？

魚也算是高蛋白質食物，所以我們每吃下一條魚，便會在體內流失掉一部分的鈣質，那些說吃魚可以補鈣的人，可能忘了在補鈣的同時，所流失的鈣質。

魚肉中並沒有碳水化合物和纖維，所以在吃下魚

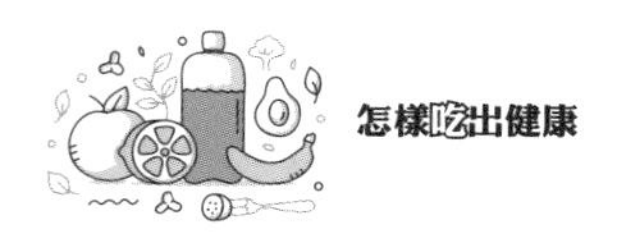

類時，我們也必須要先損耗一些能量來消化，在未補充能量下就先耗損掉能量，也會為身體多帶來負擔和老化。

把魚放在冰箱中冰凍起來，並無法讓細菌減少，因為魚本身就是冷血動物，魚就是生存在寒冷的溫度下的，有許多的細菌也是能夠生存在寒冷的溫度中，所以冷凍不但無法因此讓細菌生長，反而會有助於這些細菌生長。

魚在離開水面後，會陷於掙扎和恐懼中，牠們會慢慢的窒息死去，在這樣的焦慮中，會使得魚的身體組織中有不好的化學物質，這些化學物質在吃進人體中，也會有一定的危險性存在。

喜歡吃魚的人，想一下魚在最後掙扎時的表情，可能就會很難將魚吃下去了。

在形容人生氣的怒目瞪人時，會形容人有「死魚眼」，可見魚在生氣時，會是怎樣的心情。

生命是很可貴的，但為了我們一時的口腹之欲，卻令其他的生命痛苦，實在也是很難說的過去。

人在不自由時，最喜歡看到魚悠閒的游泳，可是又在想吃下魚時，破壞牠的悠然，這實在值得讓人深思維。

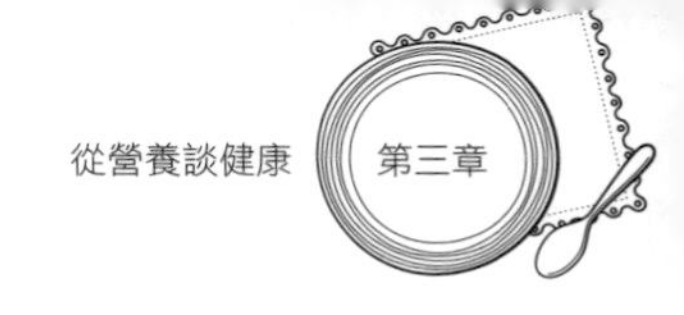

現代人大量的捕獲魚，也帶來很大的生態危機，讓許多的生物瀕臨絕種。

鯊魚有些種類已經成了絕種的生態保育類，但有些人為了穫利，仍舊不斷的獵獲。

在為了捕捉鮪魚的過程中，有許多的海豚被困於鮪魚網中，海豚從未傷害過人類，甚至於還有些人被海豚救過，但人類卻把獵殺海豚定為合法，像是美國政府，就把每年捕殺二萬零五百隻海豚定為合法數量。

吃鮪魚三明治的同時，也要想到那些在大海中嬉戲的海豚也正在逐漸減少中。

有些人的嗜好是釣魚，當然釣魚也帶來許多的樂趣沒錯，但對魚本身來說，卻會帶來極度的痛苦，把自己的樂趣建立在別的生物的痛苦上，實在不算是高尚的嗜好。

若有一天，有更高等的生物來占領地球，他們的興趣就是釣人類來吃，並且把它定為娛樂比賽，你的心裡會有怎樣的感想？

5.蔬菜

有些人以為素食者是只吃蔬菜的，雖然蔬菜是素食者很重要的食物來源，卻不是素食者唯一可吃的食物，另一方面來說，可吃的蔬菜種類，是多得令人無法想像的。

地球上可讓人類補充營養的蔬菜，實在是很豐富的。

穀類食物更是古今中外許多人類的主食：像是小麥、麵粉、玉米、小米、米、大米等，還有用這些穀類所製造出來的許多小吃，也是很豐富的食物營養來源。

草養活了乳牛，人類就有牛奶可喝；花讓蜜蜂採蜜，人類就有了蜂蜜可以食用，這也是植物所帶來的許多相關食材。

植物還為我們帶來許多的香料食物，義大利、中國、印度、地中海沿岸、泰國、墨西哥等國家，就利用許多的香料植物，讓食物有特色。

植物性食物的熱量適中，不但沒有膽固醇，還擁有豐富的營養。

其中的營養成分，像是維他命C、E和胡蘿蔔

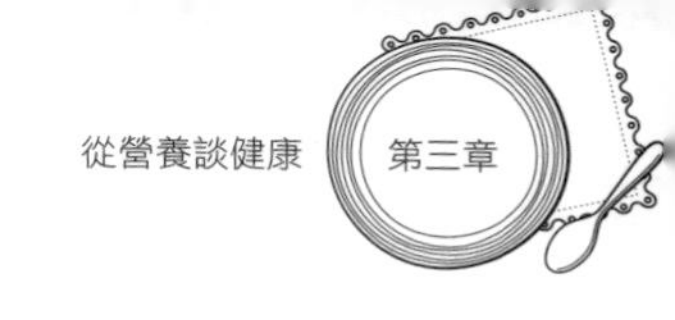

素，都是身體有效的解毒劑，不但可以讓身體有效的化解毒素，還有預防疾病的功能。

蔬菜中有很多可以讓身體很好的營養素，但在食用蔬菜時，也有該注意的地方：

一：不要以為所有的蔬果都是可以生吃的，要沖洗乾淨後再食用，以防止吃下蟲和殘留的農藥。

澱粉質蔬菜如馬鈴薯等，若是生吃是不容易消化的，不要一昧的認為生吃蔬果是最好的，若是吃下後不易消化，反而是讓身體有負擔。

有些人的胃消化能力比較不好，就不適合吃下生的蔬果，所以要因人而異的生吃蔬果，若有胃不好的人堅持要「為他好」的讓他吃下生的蔬果，反而會讓人身體不舒服。

二：要有效的吃下蔬果，不要把該吃的營養丟棄，而捨棄不食用。

盡可能的吃下蔬果的全部，除非是難消化或有毒的部分，不然若是能夠全部吃下蔬果，會是必較好的方式。

像是蘿蔔的葉子，含鈣量比蘿蔔本身多四

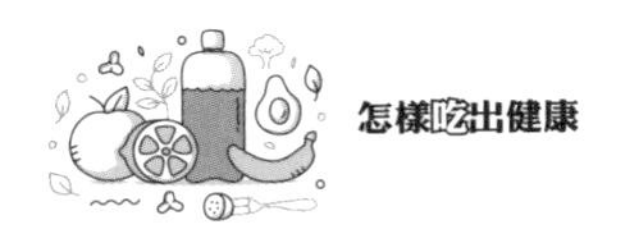

倍，維他命含量也較多，我們卻不知使用，下次試著把葉子和豆腐一起炒來吃看看，也是不錯的選擇。

馬鈴薯的外皮，礦物質含量多於馬鈴薯本身，而芹菜的葉子，和胡蘿蔔的皮，也是很有營養，我們卻常常丟棄它，不知它們其實是很營養的部分。

三：不要總是單吃一、二種的蔬果太久，蔬果要交替的食用，才會有均衡的營養，也會在吃的時候保有新鮮感。

四：要在蔬果新鮮時食用，放的太久的蔬果不但不好吃，營養成分也會流失。

五：不要一味的認為：所有的蔬果榨汁後就會比較營養，像胡蘿蔔油炸後的吸收率，反而會比榨汁的吸收率多三倍。

六：不要以為只要用中性洗劑處理蔬果就沒問題，有必要時，仍是要多清洗幾次，必要時，還是要加熱處理。

七：不要認為從冰箱裡取出的蔬果，就沒有問題，在食用之前還是要再清洗一次，尤其是要生吃的食物。

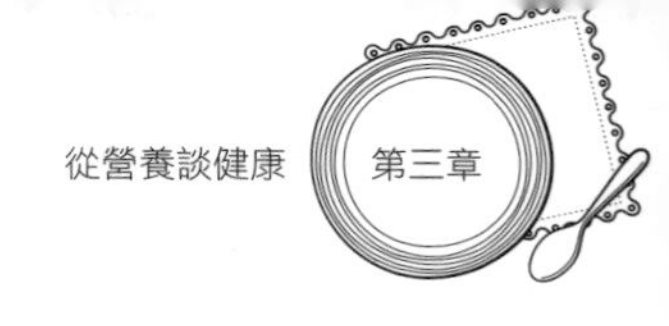

八：若有變質、發芽的蔬果就不要再食用，例如：發芽的馬鈴薯就不要再食用。

九：不要把蔬果切的太細或太碎，因為這樣會較為容易氧化，裡面的營養成分也會減少。

十：打好的果菜汁要馬上食用，不然容易氧化和細菌感染，切好的水果也要盡快食用。

十一：煮好的蔬菜湯是營養最好的，最好將蔬菜湯汁食用完畢。

十二：切好的蔬果不要放在錫或銅器內，在煮的時候也最好避免用銅鍋，鐵鍋也不是很好的選擇，可以的話，還是用鋼鍋最好。

有些營養學家提出一些可以延緩老化、抵抗疾病、預防疾病的食物可以參考看看：

橘紅色的蔬果類：包括蕃薯、胡蘿蔔、紅黃青椒、南瓜、西瓜、草莓、桃子、木瓜、芒果等，原因是因為含有「類胡蘿蔔素」，可以提升免疫力，提高精力、活力，預防白內障，每天食用六百公克此類水果，將可減少百分之五十的罹患癌症機率。

十字花科的蔬菜：包括花椰菜、甘藍（包心菜、洋白菜）、硬花甘藍等都含有抑制腫瘤擴大的化合物，並有豐富的葉酸、維他命A、C，幫助預防結腸

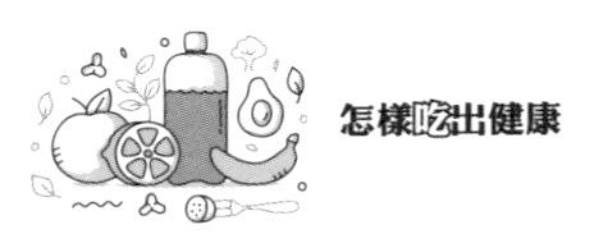

癌與息肉。平日若有做好預防的功夫，就不會有病痛的時候。

堅果類和種子：是植物的能源屋，含有高量的脂肪，尤其是多元與單位不飽和脂肪酸等，皆是人體無法自行合成的「必需脂肪酸」，可以促進成長，保持皮膚、頭髮、指甲的光滑。研究指出亞麻子油，對於心臟血管保健、癌症的預防有很好的效果；南瓜子則被證實，對於攝護腺腫大有助益；專家們更進一步建議，每天食用二湯匙的芝麻、亞麻仁子或各種堅果，來幫助人體達到預防保健的效果。預防更勝於治療，想要健康就要有健康的飲食。

6.肉類

若是愛吃肉的人，容易患的疾病也會較多，這是因為人體在生理上是不用吃肉的，人類愛吃肉只是為了滿足愛吃的欲求，和身體健康沒有關係。

若是在知道吃肉對健康沒有好處，但仍舊選擇要吃肉，那不是對自己的健康不關心，就是對動物所遭受到的痛苦無動於衷。

吃過多的肉類，其實會引起許多不必要的疾病，

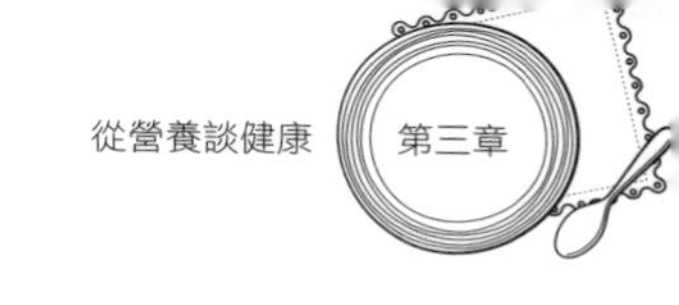

吃肉的壞處，舉例如下：

肉類中不含纖維質，對消化不易。

肉類中含有太多的脂肪，對心臟和血管都不好。

肉類中含大量的蛋白質，對身體容易造成不必要的負擔。

肉類中不含有碳水化合物，不是人體必需要攝取的營養素。

肉類中的維他命含量過少，不是很好的營養結構。

肉類容易生養細菌，而且許多的細菌在煮過後還是殺不掉，最後會讓人體吃下，讓身體過多負擔。

肉類食物已被證實是許多疾病的病煤介。

肉類中的毒素過多。

許多國家在飼養的動物中注射抗生素、荷爾蒙或是其他的藥物，但最後都會被人體吃下，這些對健康不好的物質。

肉類會增加免疫系統的負擔，因為毒素過多，白血球就必需要保護身體，久而久之，免疫系統的負擔就會過大，這就和每天加班的人，身體會不好是一樣的。

動物在死亡後，體內的運輸廢物的血就會停止運輸，所以我們吃下的血，是動物身上飽含廢物的血液。

肉類中不含纖維質，所以也容易讓人便祕，便祕時因排便困難，使得糞便停留在大腸的時間過久，也因此讓糞便中的細菌跑到血液中去，讓血液造成污染，也讓血球的工作量增大。

肉類在身體中會產生一種叫氨的物質，這個物質對身體來說，就是一種毒素。

吃進肉類會造成腎臟的負擔，吃進肉類後，腎臟必須要多花三倍的工夫，去除掉含氮的毒素和廢物。

肉類中充滿寄生蟲，許多的疾病就是因此而產生的。

當動物被殺死後，會產生一種屍毒，吃肉後也會吃下這種屍毒。

吃肉會讓動物充滿痛苦，牠們的一生被拘禁，最後又被殘忍的殺害，在吃進肉時，也讓無數的生命遭到迫害。

當動物一死亡後，就會開始腐敗，但是腐敗的肉類，消費者不願意買，所以肉商會注射一些化學劑，讓肉呈現紅色，這些化學劑最後還是消費者吃下。

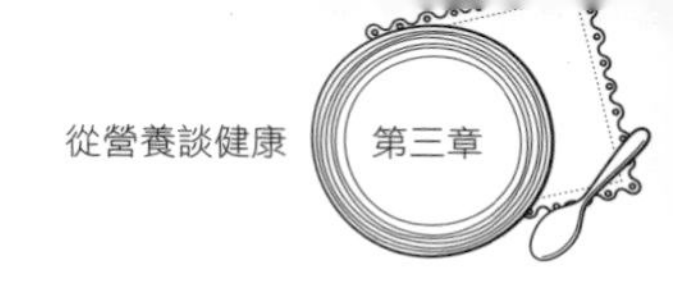

7.蛋類

如果有人被一輩子拘禁，除了生小孩外，沒有其他的功能，而且在一生下小孩後，就把母親和子女分開，這算不算是殘忍的行為？

我們人類就是這樣對待母雞的。

蛋含有造成血管阻塞的膽固醇來源，一顆蛋黃大約有二百二十到二百六十的膽固醇，人體每天都會自行分泌一百到三百毫克的膽固醇，所以每天吃下一個蛋，就已經會造成身體的負擔了。

還有許多時候，我們都會在無形之中吃下許多的蛋，像是蛋糕、餅乾、麵包等，都有含蛋，所以每天平均吃進的蛋，大約在二至三個左右。

蛋和雞肉、魚肉都含有過多的高蛋白和脂肪，蛋黃原本是要讓小雞生長的食物，可想而知它會含有過多的脂肪。

蛋的腐敗速度很快，若不加以冷藏，細菌可以在幾個小時之中就滋生。

蛋的過多脂肪會包住血球，讓血球黏在一起，造成血液的負擔。

蛋會產生過多的硫，若讓一顆蛋打破的話，會有

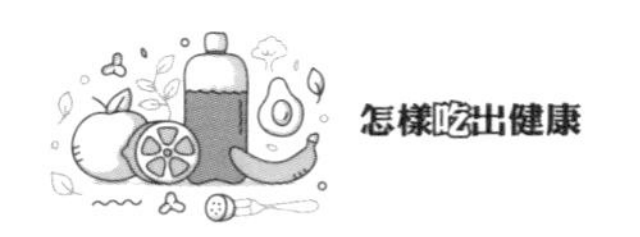

一種難聞的味道，那股惡臭就是硫，而硫對肝臟和腎臟並不好，所以吃蛋並沒有想像中的健康。

8.奶製類

牛奶確實有許多的營養，優格也是很好的食品，這裡所要講的，是人類為了要獲取牛奶，對牛的不人道，所帶來的飲食考量。

牛奶原本是牛要給小牛的食物，但現今所多的商人，為了要有更多的牛奶，首先會讓母牛人工授精，這是一個不人道的過程，因為會使用各種工具，每一年母牛都得要人工授精，牠們才會有牛奶。

新生的小牛在出生後三天，就會被迫帶離母牛身旁，這會讓母牛處於沮喪和憂慮中，任何一個生下小寶寶卻不能和小寶寶相處的母親，都能夠體會到，而我們為了取得牛奶，就是每天這樣對待成千上萬的母牛。

被強迫和小牛分開的母牛，每天都會號哭，白天人類則會繼續擠出牠的乳汁，不管牠的哭號。

人們用真空的擠奶器，擠二～三次的牛奶，母牛每一天這樣被迫擠出一萬五千磅的牛奶，這已經超

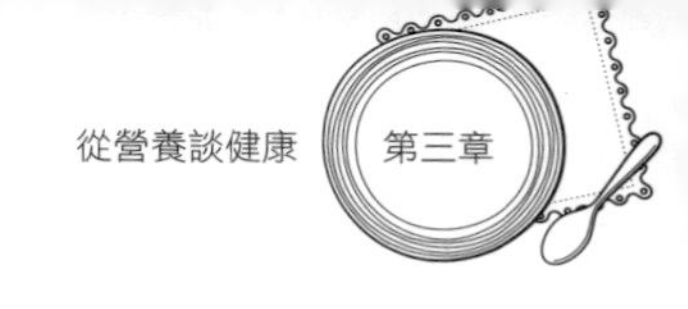

出正常的十倍，有的母牛甚至一年就產出五千磅的牛奶。

被這樣的強迫擠牛奶後，有一天擠不出牛奶了，就會被送到屠宰場。

牛的正常壽命約在二十到二十五年，但卻在這樣的人為因素下，壽命只剩下三到五年。

母牛正常的牛乳量，會比小牛所需的多十倍，若人類能夠在這樣的自然情況下取得牛奶，會是很好的。

9.穀類

全穀類：全世界有超過四十億的人口數，是以全穀類做為主食，全穀所含的維生素、礦物質、纖維等，可以保護身體細胞的DNA，避免受侵襲而轉變為癌細胞；糙米、胚芽米、黑糯米、燕麥、薏仁等「五穀米」就由此風行。

粗糙的全穀是含高纖維的飲食，對於預防現代文明病，如肥胖、結腸癌與直腸癌、糖尿病及心臟病等皆有成效。金錢不寬裕的人，也不用花大錢去養生，只要吃好上述的食物，照樣有良有的優質健康。

全穀類富含有豐富的纖維質，不含有膽固醇，含有的脂肪也是最低量的。

10.豆類

黃豆：豆腐、豆漿等豆製食品，研究獲得證實可以降低總膽固醇值，以藉此達到預防心臟病的效果，而黃豆所含的「植物荷爾蒙」也能減緩停經期婦女的不適症狀。

豆莢科：四季豆、花豆、扁豆、黑豆、綠豆、紅豆等，是營養比例完美的食物，含蛋白質、低脂肪、纖維等，有助於預防肥胖、降低膽固醇、穩定血糖值，許多研究顯出，每天只要食用半杯的乾豆，可以降低百分之二十的膽固醇指數，平均一杯的乾豆中，含有十五公克的纖維，已高達成人每日建議攝取量的一半。

豆類有對身體健康很好、很好的營養，而且不是太貴，可以儲存的時間很久，也不會因儲存過久而流失掉營養。

豆類是複合碳水化合物，含有豐富的礦物質和維他命，是很好的食物。

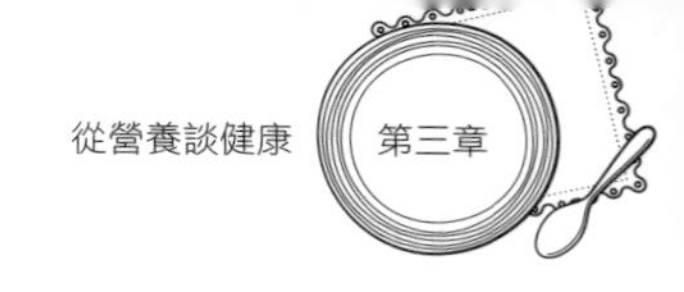

11.雞肉

近來有許多提倡健康的人士，不吃紅肉卻吃白肉，如雞肉等。

他們也許認為雞肉是較好的肉類來源，其實雞肉中含高膽固醇、細菌污染和許多的化學物質在裡面。

雞肉是高蛋白食物，許多的養雞商，為了讓雞隻快速長大，會注入殺蟲劑、抗生素和荷爾蒙，這些東西，最後進入人類的身體。

雞肉也是肉類，牠和牛肉、魚肉、豬肉一樣，都會有脂肪含量過高，膽固醇過高的問題，而且許多人並不知道，雞肉的膽固醇含量還高於牛肉。

可惜的是：不知從何時開始，許多人有若是膽固醇過高，就開始吃雞肉和魚肉等白肉，若還是降不下膽固醇，再請醫師開藥的觀念，其實，只要不再吃下肉類，膽固醇過高的問題也會不見。

再來看人類是如何對待雞隻的，一般概括的說，雞被分為兩種方式來飼養，一種是養來吃肉的，一種是養來下蛋的，這二種雞所過的生活都很可怕。

母雞才能下蛋，所以有許多的公雞在一生下來，就被丟棄到垃圾桶，有的是摔死的，有的是慢慢窒息

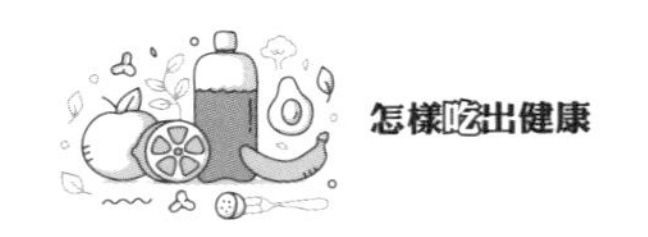

而死。

被挑選到可以活下來的公雞，則是活在狹小、陰暗、骯髒、擁擠的空間中，被壓迫生活著。

母雞因為可以下蛋，所以也有不一樣的生活，牠們被養在籠子裡，過著連翅膀都沒張開過的一生。

因為空間過於狹窄，許多的母雞會經常性的發狂，雞商為了不讓牠們傷到彼此，就會用剪刀剪斷牠們的嘴巴，可是許多人的技術並不好，所以也有的雞就因此而無法再進食。

雞隻不知道如何在黑暗中生活，所以養雞場中通常是燈火通明，因為這樣雞隻就會以為一直是白天，所以也會一直下蛋。

牠們每天就是不斷的吃，和不斷的下蛋，我們吃的蛋生產的過程就是如此。

一般在野外生長的雞，一年生下的蛋，約在十到十五個左右，但是雞場裡的飼料雞，一年可以下三百多個蛋，等到不能下蛋時，就送到屠宰場殺掉。

雞在正常的壽命下，可以活十到十五年不等，但在飼養場中，平均壽命只剩下四到五個禮拜。

人類為了可以盡可能的快速有利益，會在雞的身上注射讓牠們長得更快的荷爾蒙，最後買雞肉來吃的

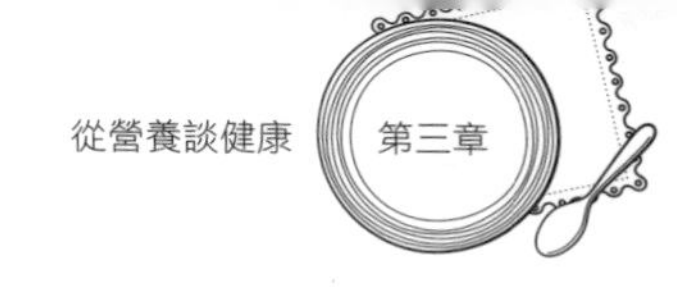

人，也吃下這些荷爾蒙。

這些荷爾蒙和一些抗生素，會對人類帶來致癌的危險，所以吃雞肉不再是健康的保證，不要再被廣告騙了。

在殺雞隻之前，雞隻會被分解，會被繩子綁著，脖子會被切開，然後被浸在一百四十度高溫的熱水中，當雞隻死亡後，會不由自主的通便，而這些糞便會和雞的屍體混合在一起，那一鍋熱水也就是一鍋糞便湯鍋。

雞隻在熱水燙過後，才會便於拔掉雞毛，但雞的身體在這時也容易細菌感染，處理完後的雞隻便會送到各個市場，進行販賣的動作。

消費者手上的雞肉來源，就是經過這些處理過程來的。

如果還有人跟你說，雞肉是很健康的肉類，現在你已經知道事實了，你有選擇的權利。

12.水果

水果是人類的必需食物，可以提供人體天然糖分的最佳來源。

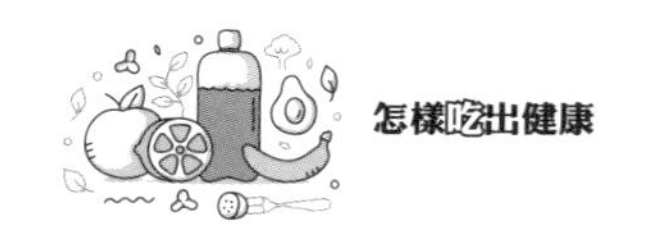

現在有越來越多人不吃水果，原因是有許多的加工飲料可以購買，所以對水果的攝取量就不足了。

成熟的水果，有許多的天然糖分，可以直接轉換成人體的直接熱量，所以把水果當早餐是很好的選擇。

在吃水果時，最好不要混合其他食物食用，因為水果會使得消化液沖淡，影響消化作用，所以最好不要和其他食物食用，才會有最好的效果。

原則上，也不一要一次食用三種水果以上，以免互相影響，讓身體反而不好消化作用。

酸性水果不應與甜性水果一起食用，因為酸的水果會干擾甜性水果，這樣反而不好。

水果若和其他的食物一起食用，將會讓食物在胃中停留一段時間，直到食物在進行消化時，才會開始作用，這也就是為什麼，在飯後吃水果，會有飽漲感的原因，因為滯留的水果，其中所含的糖分，會發生發酵的作用，所以水果還是單獨食用的效果最好。

喜歡喝果汁的人，最好可以自己製作，而且在榨好汁後，就能夠盡快飲用，那時的維他命和礦物質最多，放久了，營養素也會流失掉。

最近有許多的養顏美容的水果很受喜歡，以下列

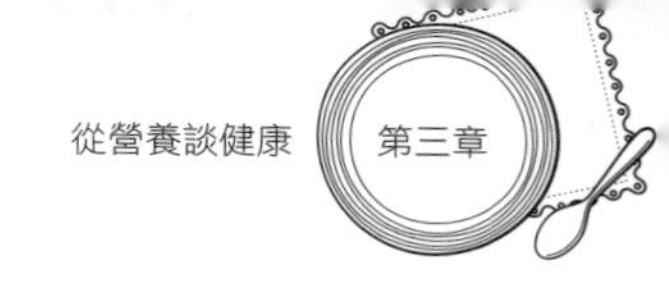

舉二種很受歡迎的水果種類，其中的效果也是很讓人喜愛的原因。

蕃茄：現代人有許多視力方面的問題，蕃茄則是可以有維護視力的效果。「蕃茄紅素」與維他命A、C，可以強化人體機能，在義大利南部，每星期食用一公斤以上蕃茄的人，比每星期吃不到半斤的人，降低了百分之十八罹患結腸癌、直腸癌、胃癌的比率。若想要降低病痛，可以多吃蕃茄蔬菜類。

柑橘類水果：柳橙、橘子、葡萄柚的外皮、種子及果肉中含有大量的「檸檬皮甘」、「維生素C」，能夠抑制癌細胞的活性；選擇新鮮的水果有助於營養素的保留，利於人體吸收抗氧化物質，預防疾病、養顏美容。這種類的水果是延緩老化、常保青春的好選擇。

13.糖

對糖的過分攝取，會讓身體產生過多的毛病。

但大多數的人，在嬰兒時期就被餵食糖，以致我們分辨不出：什麼是對身體好的糖分。

水果中的糖分對我們的身體是最好的，只要新鮮

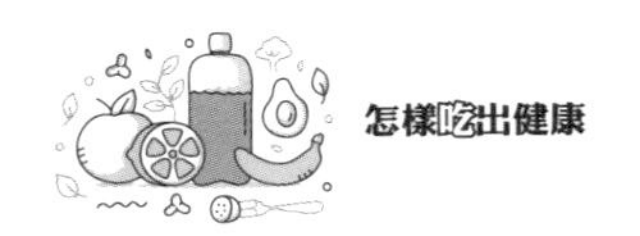

的蔬果攝取的夠多，對糖分的過度需求便會消失。

糖在一進入身體後，就會馬上被吸收，但人體並不需要那樣多的糖分，所以它便會被儲存起來，成為脂肪、肥胖來源。

有許多的加工食品中，有過多的糖分，這也就是為什麼，我們會一不注意，便吃進過多的糖分。

吃進過多的糖分，會造成血糖不平衡、胰臟過度疲累，久而久之會波及肝、脾、腸道，會讓抵抗力變弱，情緒的波動也會過大，經常覺得疲倦和衰弱。

14.維他命

新鮮的水果中，就含有許多的維他命，若是刻意的再補充，不見得會對身體比較好。

維他命現在變得很重要，那是因為我們的食物、空氣、水質、土壤都有了放射線、藥物、化學、幅射線的污染，我們的免疫系統也會因此受到一些破壞，所以補充維他命，可以讓身體較有力量，去抵抗這些不好的影響。

但是過多的維他命也會消耗掉。在人體的化學反應中，人體所需要的維他命只需要一點，一次要全

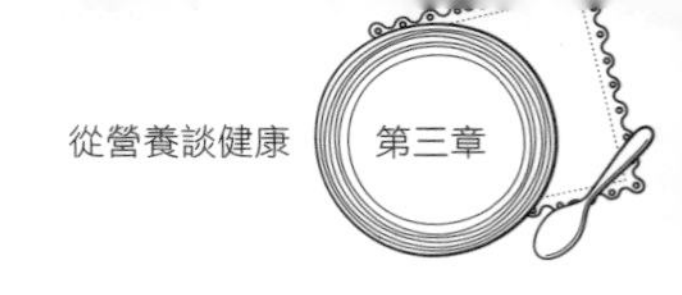

補充是沒用的，維他命的消耗時間並不一致，累積過多，反而會成為身體中的毒素，像是維他命A、C，都是不能攝取過量的。

以下簡單的介紹維他命的各種功效：

維生素A：是細胞的建立和成長所必需，同時可保持上皮組織完善，使人們在暗淡的光線中保持正常的視力。牛奶、深綠色或深黃色的蔬果中含量豐富。

維生素B：以B1、B2和菸鹼酸為最主要成分，介紹如下：

維生素B1：主要功能促進胃腸蠕動及消化液分泌，增進食欲，預防及治療腳氣病或多發性神經炎，促進醣類的氧化作用，維持正常的心肌緊縮力。食物中以穀類產品為最主要來源，蔬菜和水果中也有含量，牛奶、蠶豆、黃豆及花生等，也是很好的來源。

維生素B2：主要的功用為輸送氧，有氧化還原的作用，在蛋白質和醣類的新陳代謝中，為主要的一環，由許多的實驗中證明，可以增加壽命和青春活力。它廣泛的分佈在各種食物中，穀類就是很好的來源。

菸鹼酸：能將葡萄糖被破壞後，所產生的氧，輸送至乳黃素中，是使體內產生能量酵素的主要成分。

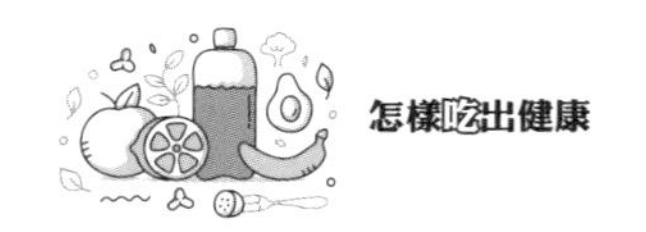

酵母和花生是菸鹼酸的最豐富來源，全粒的穀類含量甚高，但在輾磨時，損失高達百分之八十到九十。馬鈴薯、豆莢和其他若干種綠葉蔬菜，也是很好的來源。

維生素C：可控制細胞間所產生的物質，能增加對傳染病的抵抗力。維生素C被稱為新鮮食物的維生素，在新鮮的植物中所含的維生素C的濃度最高，特別在植物迅速生長的部分含量最多，水果和綠色蔬菜的含量最豐。但維生素C極易被破壞，必須在新鮮蔬果時就迅速處理，才會留住養分。

維生素D：主要的功用為：調解體內的鈣質和磷質的吸收和固定，使較多的鈣鹽透過腸膜而易於吸收，並能調節血清內鹼式磷酸鹽酵素的份量，存在於牛奶、麥角中，陽光也是轉化維生素D的必需品。

維生素E：是細胞核所需的主要養分，可增加肝內維生素A的儲存量，對於性荷爾蒙、膽固醇、維生素D的利用也非常重要。麥芽油、棉子油、穀芽油及其種子的胚芽是維生素E的主要來源，其他如綠葉蔬菜、堅果、豆芽等，亦是含有很高的成分，通常植物組織中含有的成分，比動物組織中還多。

維生素K：為構成血液內凝血必要的物質，幫助

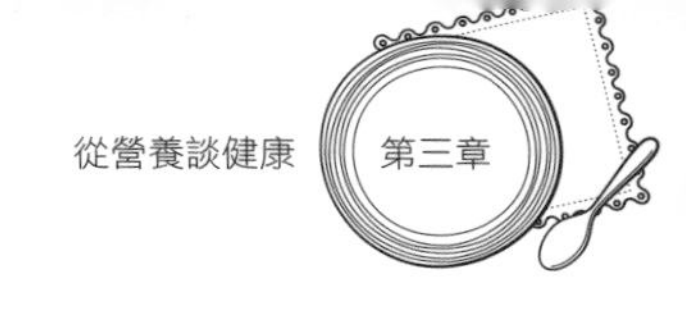

血液凝固。綠葉植物如菠菜、包心菜、高麗菜是很好的來源。

15.纖維

喜愛肉食的人，最大的隱憂就是：便祕。這是因為肉類中缺少纖維，少了纖維的身體，便祕的機會也會相對的增加。

早期有些人以為：纖維是沒有作用的，所以會在食物中將纖維去掉，現在還是有許多人以為它是無用的，這是因為它沒有營養價值，不含有卡路里，又不會被人體所吸收和消化，才會讓人誤解它是無用的。

纖維的作用是在幫助人體內的腸子做適當的蠕動，因為纖維是無法被人體消化和吸收的，所以它可以很快的到大腸的位置，有了纖維在大腸中，就可以將糞便變得較為柔軟，讓我們輕易的排便出來。

糞便是人體中的廢棄物，所以它停留在我們體內的時間越短越好，若是時間太長，腸壁接觸的時間太長，生病的機會就會越大。

纖維可以黏住致癌的物質，讓這些不好物質的活動力降低，這樣一來，身體就可以免除這些不好病菌

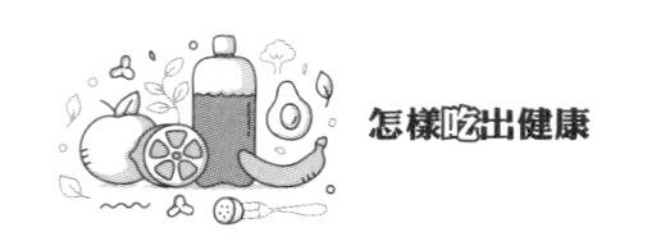

的影響，另一方面，纖維還可以黏住膽固醇，所以也可以降低心臟血管疾病的發生。

纖維也是減重的人的好選擇，因為它會讓人有飽足感，不會讓人吃下太多的食物而不自知。

16.礦物質

礦物質是植物從土地吸收礦物質後，我們再透過蔬菜、水果等植物獲取的。

每一種礦物質都有不同的功能，過多的礦物質，人體是無法吸收的，我們的身體也會自動的抗拒過多的礦物質。

有些人會誤會肉類中的鐵，會比蔬菜中的鐵來的好，但蔬菜中的維他命C，卻可以幫助人體吸收鐵，所以就算不吃肉的人，也可以得到人體需要的鐵質。

素食者並不會因此而有缺鐵性貧血，因為人體會有效的再利用體內的鐵。

以下是簡介一些礦物質的功效：

鈣：是人體含量最豐的一種礦物質原素，是骨骼和牙齒的主要成分，負有組織收縮的功能，是血液凝固的一種因素，對於神經刺激的正常反應，和鐵質的

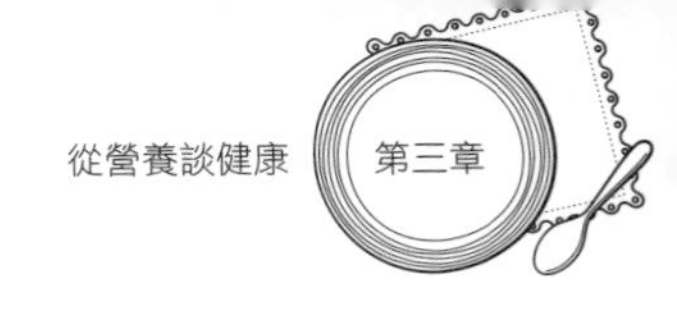

有效利用，是不可缺少的物質。綠葉蔬菜的鈣質含量很豐富。

磷：人體內磷的含量，在所有的礦物質中僅次於鈣，磷可構成正常的骨骼和牙齒，促進脂肪與醣類的代謝，增殖細胞，增加酵素活力。素食中羊乳為最好的磷來源，穀類中也有很豐富的含量。

鐵：鐵構成血紅蛋白，以輸送養分至組織中，並可以構成骨骼。素食中，未輾的穀類、綠色與黃色蔬菜等，是日常生活中鐵質的最好來源。水果類中如桃、梅、杏、葡萄等，也有豐富含量。

碘、鈉、鉀、硫、鎂：碘組成甲狀腺素以調解能量的新陳代謝，海帶、海藻、紫菜等含有碘，食鹽中也有含有碘。鈉主要為調解體內的酸鹼平衡，維持細胞和它周圍溶液的滲透壓力，鹽裡面也含有鈉成分。鉀能幫助細胞內液體的平衡，調解肌肉和神經的刺激感受性，蔬菜、穀類、水果中可提供足夠的鉀。硫可助長頭髮和指甲的發育，組成胰島荷爾蒙及軟骨等，豆莢類和堅果中含有這個營養素。鎂是造成骨骼和牙齒的成分，並可輔助酵素作用，穀物為其來源。

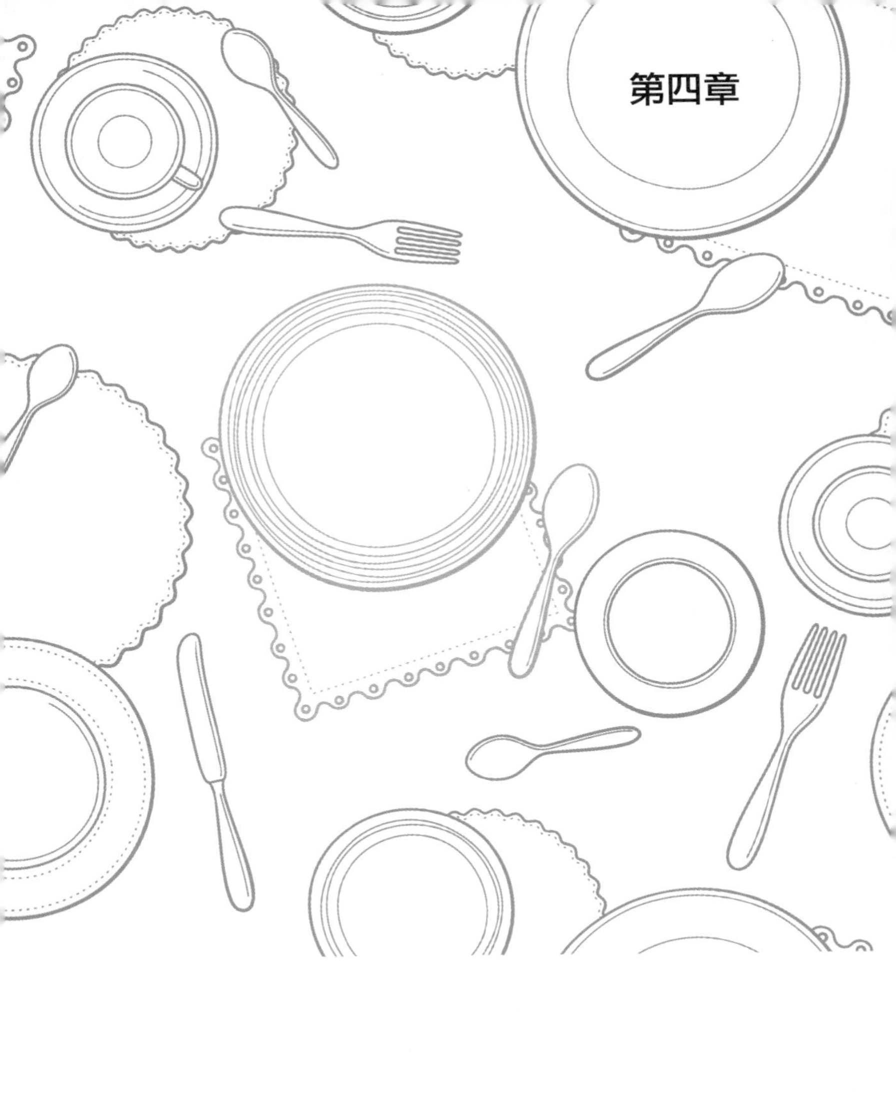

第四章

從疾病談健康

疾病是日積月累後所顯現的結果，在有疾病症狀前，身體的機能就有問題，但若一直忽視身體的警訊，就會帶來疾病。

疾病是身體平衡的一種警訊，但許多人卻只治標不治本，頭痛醫頭、腳痛醫腳的態度，會讓疾病因為沒有適時的治療而擴大。

許多的疾病都和飲食有關，其實若能控制飲食，就能夠掌握健康，不當的飲食和不好的環境，讓身體的運作變得更難，難怪會有疾病產生，以下這些疾病，都是現代人的飲食習慣和西方飲食越來越像，才有的現代文明病，有適當的飲食控制，當然也會有良好的健康結果。

1.心臟病

在美國，平均每一分鐘就有兩人有心臟病，也因為有心臟病的人越來越多，所以也就越來越不把它當一回事了。

許多的電視劇中，有錢人的不孝孩子，為了要父親快死掉好分家產，就會故意做很多讓人火大的事，好讓父親心臟病發，就可以分家產。

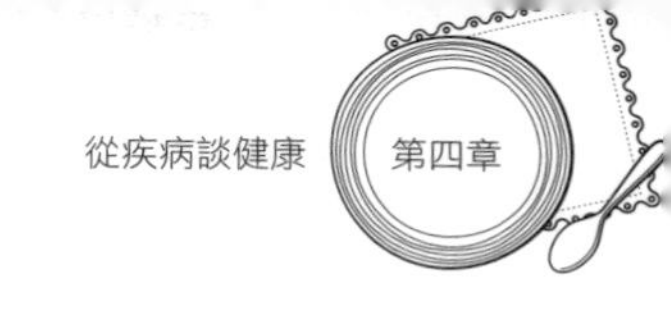

這樣的戲每天在上演，也讓人覺得很平常，那有沒有想過：為什麼有錢的人，有心臟病的比例比窮人高？

有錢人才會經常買貴的嚇死人的牛排來吃，不夠有錢的人偶爾吃，沒錢的人吃青菜豆腐，所以沒錢的人也沒機會得心臟病，這是不是很諷刺的事？

因為有錢吃肉，所以也因此而有機會先死亡，這樣不是很奇怪嗎？

美國的男性在正值壯年時期，有心臟病的人高達百分之八十，女性則是在更年期後，才有心臟病的毛病。

台灣人的飲食習慣和美國人最像，所以有些疾病的發生也就越來越像。

文化的學習是好事，但也把疾病複製過來，就有些學得太過火了。

我們的飲食習慣，是由許多年悠久的歷史所演變出來的，有許多的神醫在歷史中，教導我們如何吃出健康，中國的藥膳也是中西有名的，而我們的藥膳中所採用的藥材，就是取材於大地，中國人的飲食習慣不是如西方文化一樣的肉食，我們吃大地所孕育的食物，所以有時回過頭來，看一下我們固有的老東西，

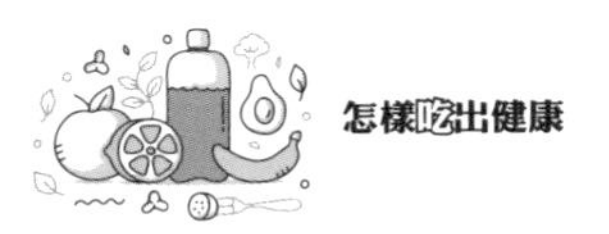

也是很有收穫的。

心臟病的警訊，通常是一陣劇烈的疼痛，發生在胸骨的位置，有人會在左臂、背部中央等，這種疼痛有時也會擴及到頸部、肩部和背部。

如果痛超過兩分鐘，就表示有可能，有心臟病的疾病了，其他也會有暈眩、流汗、呼吸急速等，若有這些症狀時，就該改變飲食習慣了。

心臟病是因為含氧氣的血液，無法傳送到心臟部位，這通常是因為在動脈，發生了血管栓塞的問題，缺氧會造成心臟肌肉壞死，所以心臟旁的三條冠狀動脈，一定要保持暢通，沒有阻塞的動脈，就不會有心臟病。

心臟病一發作，是會突然使人死亡的，這是因為心臟中，並沒有神經可以對我們先做警告，而且我們也沒有辦法感覺到，血管已經有阻塞的問題。

當膽固醇在血管中累積沉澱，就會變成硬塊，導致動脈硬化，就無法讓血液輸送到心臟，然後，一個生命就可能不見了。

一個家庭中的父親，若突然死亡，會帶給這個家庭多大的代價？孩子如何在無憂下成長？只有一個媽媽如何讓家庭健康？

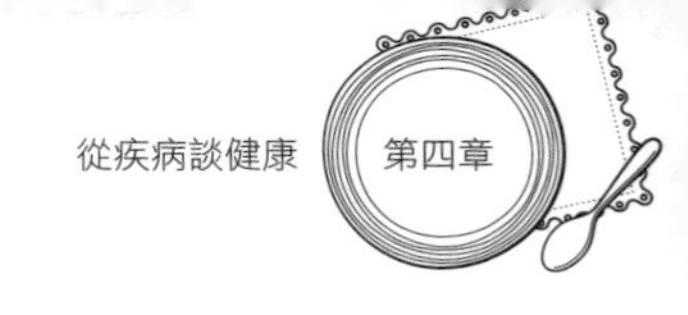

先想到這些問題的人，就可以避免掉這個難題，改變飲食習慣，也就能改變這一切。

要降低心臟病的威脅，只有一個方法：降低體內的膽固醇含量。冠狀動脈狹窄的人，一定可以在吃過高熱量的食物後，快速的感覺到胸部疼痛。

飲食習慣和心臟病有很直接的關係。

在一九九一年時，伊拉克因為和美國有衝突，所以受到了經濟制裁，因為物資的缺少，所以肉類的攝取也就相對的少，但是死於心臟病的人，卻也因此減少。

心臟病在十九世紀是很少的疾病，但現在卻有激增的現象，這和生活、飲食都有很大的關係。

有規律的運動、戒煙、減低壓力、吃清淡的食物，都是很有效改善心臟病的方式。

德國有報導指出，素食者死於心臟病的機率，比非素食者低百分之五十，這報導直接指出飲食習慣和心臟病的關係。

2.膽固醇過高

膽固醇過高是現在許多人的問題，也因此有許多

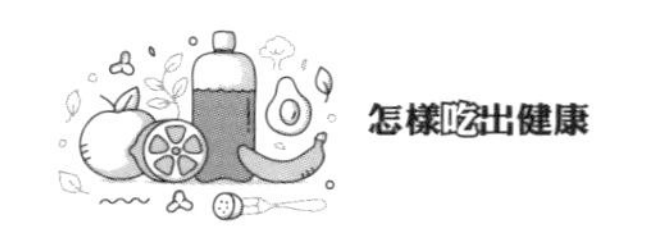

心臟、心血管方面的疾病。

通常醫生在病人的膽固醇在二百三十毫克時，還會告訴病人這是正常的，但若是問心臟病患他的膽固醇指數是多少時，他會告訴你：「平均在二百三十毫克。」

真正的安全膽固醇含量是在一百五十毫克，但是一般人都會超過，所以醫生也只好說超過是正常，因為大部分的人體中所含的膽固醇，都已經是不正常了，所以不正常也算正常了。

改變飲食習慣是降低膽固醇的最好辦法，不是只靠運動就可以降低膽固醇，膽固醇不是在人體的肌肉中，所以只靠運動是沒有效的，也不是只吃瘦肉就可以，瘦肉中還是有許多的脂肪，也不是只吃白肉就可以，這些方法都只是自我安慰而已，都不是根本的辦法。

中國人很愛吃動物的內臟，這是很不好的飲食習慣，動物的內臟是聚集膽固醇最多的位置，我們人體的膽固醇就已經過高了，還直接吃下膽固醇，實在是在和自己的健康開玩笑。

只要是這種飲食，改吃素食三到四個禮拜，膽固醇一定會降低，要知道膽固醇的含量，也是一個人壽

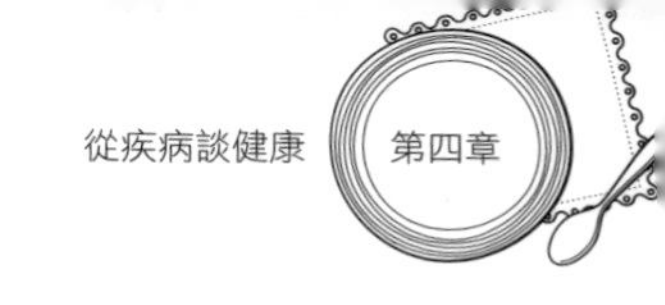

命的指標，請好好愛惜自己。

3.高血壓

高血壓是個無形的殺手，因為可以殺人於無形，在許多落後的國家，根本不知道這種疾病，這和飲食有許多的關係，也和生活型態有關連。

落後的國家吃的食物，大多來自於大地，生活也是很輕鬆而無壓力的，所以也就遠離了這個疾病。

高血壓是因為動脈的血管壁中有結塊，所以心臟就必需更費力的擠壓出血液，到身體各個地方，這就像原本的四線道，現在只剩下二線道，但是車流量還是一樣，當然會有問題。

現在治療高血壓的方法，大多是服用藥物控制，其實最好的控制方法，就是改變飲食習慣，少吃含有飽和脂肪的食物，不吃肉類和含鹽量過高的食物，血壓也會自然恢復正常。

4.動脈硬化

以前人們以為動脈硬化和血管阻塞，是只有老

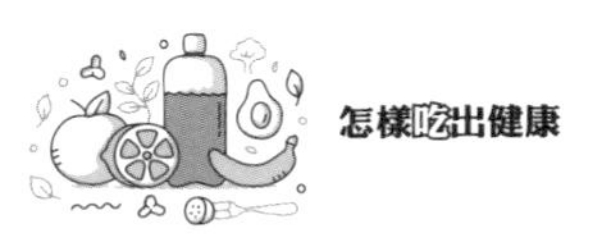

年人才會有的疾病，現在因為飲食習慣的改變，連小孩也有可能有這個毛病，但還不知不覺，等到來不及了，才知道已經造成悲劇。

動脈硬化的產生，不是因為年齡，而是生活型態和飲食習慣的關係。

動脈在人體中負責送出血液，靜脈負責送回血液，所以靜脈是不會產生硬化的，只有動脈才會。

這是因為靜脈組織中，並沒有蛋白質的成分在裡面，所以也就不會有結塊的可能。

我們的身體營養的運輸，是靠動脈在運作的，所以動脈的乾淨和保持彈性也就很重要。

美國有一位營養博士指出：「素食、運動、靜坐冥想等，會有減低動脈硬化的好處。」

南加大的健康資料中，也研究出菸鹼酸可以減低動脈硬化。

5.癌症

癌症的形成有許多的原因，現代的許多醫學家，都在努力研究出一套方式，來讓人類對抗癌症，但也沒有很好的成效。

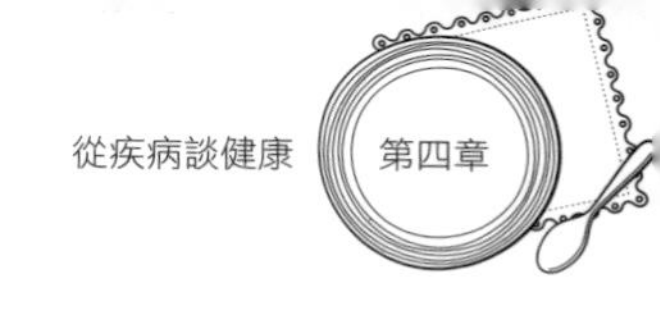

一般用的方法有二種：一是用鈷六十照，一是用手術割除，可惜都不是可以讓人免除癌症的好方法。

鈷六十越照人體卻越不健康，因為不好的細胞不但沒殺死，還把好的細胞殺死，讓癌症病人更是虛弱。

手術掉有腫瘤的部分後，腫瘤還是會在別處生長，這樣只會讓手術越做越多，人體卻越來越虛弱。

改變飲食是另一個方法，因為會有癌症是因為體內的酸性物質太多，若改變吃肉的習慣，多吃鹼性食物，讓身體成為健康的鹼性體質，癌細胞也就沒有機會生長。

現在有許多對抗生命的勇士，已經患有癌症，但靠著飲食和運動來延長生命，也走出來和許多人接觸、演講、分享他們的自身經驗，有機會可以去看這方面的書和演講，會有許多對生命的感動。

癌症的起因，是我們體內的細胞有不正常的生長，原本互相合作的的體內細胞，不再合作了，形成互相推擠，會將正常的細胞推到一旁，形成一個瘤狀，就是俗語說的腫瘤。

這樣過了很多年後，這些腫瘤越來越多，也就是癌症了。

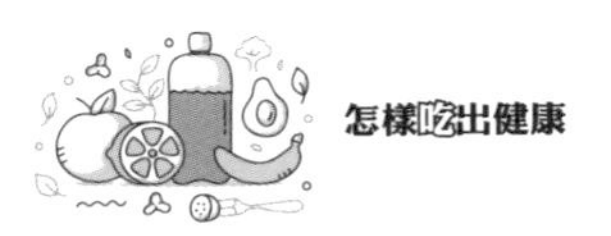

每一個人其實都或多或少，有些這樣的腫瘤存在，但若是我們的免疫系統夠強壯的話，就不會有癌症，因為免疫系統會幫忙我們消除掉這些腫瘤，讓身體沒有癌症的威脅。

癌症並不是一種遺傳性疾病，是因為不好的飲食習慣和生活習慣，所引起的疾病。

同一家族通常會有相同的生活和飲食習慣，所以就有人誤解，癌症是有遺傳的。

其實若能夠改變這些習慣，是不會被「遺傳」到癌症的，這是不用擔心的問題，癌症不是隱形炸彈，只有當人們對自己的飲食和生活漠不關心，才會讓癌症成為隱形殺手。

魚類、肉類在經過燒烤後，就會成為致癌物質，而且是很頑強的致癌物質，脂肪也會助長癌細胞生長，所以在吃下動物性脂肪時，也在吃下癌症因子。

有許多研究指出，素食是可以預防和治療癌症的很好方法，若是改吃素食，身體會呈現鹼性，所以癌細胞也就無法生長。

若是已經有警覺的人，就該改變飲食習慣，多吃可以增強免疫系統的新鮮蔬果，因為每個人都隨時有可能會有癌細胞，要懂得保健的重要。

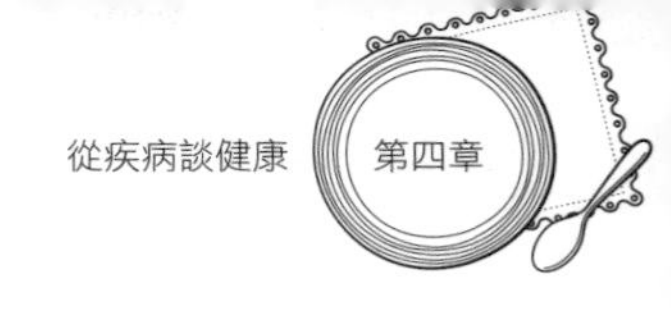

6.肥胖

肥胖是現代人的大病，也因此而引來許多的疾病。

以女性來說，只要是和減肥有關的話題和方法，就是熱門的話題。

只要是瘦身書，銷售量也不會太低，在經濟不景氣的時候，瘦身是持續景氣的事業。

剛學英文的人，在日常飲食篇中，一定會學到：「不了，我現在正在節食。」的這一句話。

節食和減重已經從西方漫延到東方，現在也有許多東方人面臨體重過重的問題，而這和飲食的改革，有很大的關係。

西方人的胖子比我們多許多，而且也胖得很難以想像，在外國街道上一眼望去，胖的人也實在不少，但是現在有許多的東方人，也有外國人一樣的體型了，這實在也是一個「國際化」的指標。

有越來越多的人，想慶祝什麼時，是到牛排館飽吃一頓，若有人說：「今天我請吃牛排。」就會認為是很好的一餐。

同樣的若有人說：「今天我請吃生菜沙拉。」可

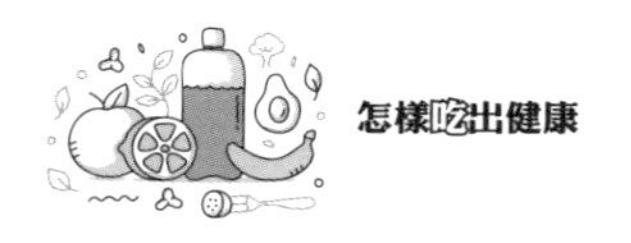

能會被人嗤之以鼻。

生菜沙拉的營養大於牛排，但是就算如此，還是會選擇去吃牛排。

小朋友若是請他們吃麥當勞和肯德基，會興奮的大叫，還會認定大人是很慈愛他們的。

在這樣的生活影響下，怎麼能夠不有肥胖問題？

當吃進的都是脂肪時，又怎能期望不會有多餘的脂肪，囤積在我們的體內？

有一個有趣的現象是：每個已開發的國家，人口就有越多的胖子，而且兒童越有肥胖的現象。

越落後的國家，越是沒有胖子的問題。

你有看過非洲部落中，跳豐年祭的人是胖子嗎？

他們大多體態輕盈，身材標準到，可以上伸展台去當模特兒。

這是什麼緣故？還是和飲食有關。越是吃進許多動物的肉類食物的人，越是容易有肥胖的問題。

來看一下現代人的生活，運動量明顯不足，每天有交通工具代步，回到家的休息是看電視，吃進的食物又多是富含脂肪的食物，這樣怎麼不會肥胖？

現在也有許多的兒童過胖的問題，這是為什麼？

兒童每天看電視的時間超過六小時，學校中的體

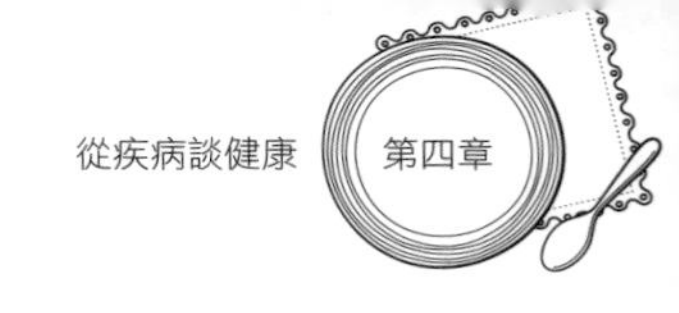

育課又被拿來補其他的課，喜歡吃肉類大過於蔬果食物，這樣的生活，不會有過胖的問題？

另一個現象是：有許多的準媽媽，會把懷孕當成可以好好大吃一頓的機會，平常時候不敢多吃的食物，會在這時多吃一些，說是為了孩子的健康著想，然後孩子在一出生，就面臨過胖的問題。

肥胖也會帶來許多的健康問題。有許多的疾病都是因為肥胖所帶來的。

我有一個朋友的哥哥，常有呼吸不過來的問題，有時會突然無法走路，因為他的腳有尿酸過多的問題，心臟也不是很好。

看了很多醫生，有許多不同的診療，但都有一個共同的結論：「該減肥了，減肥後就沒有這些毛病了。」

他的體重已經超過一百公斤，隨著肥胖所帶來的疾病，約有百分之八十到八十五。

到底如何算是過重？專家認為是依各人身高來做決定，若是超過適當體重的百分之二十，就算是過重。

過多的體重會加重身體和器官的負擔。每增加一磅的脂肪，身體就需要多大約一哩長的毛細管來運作。

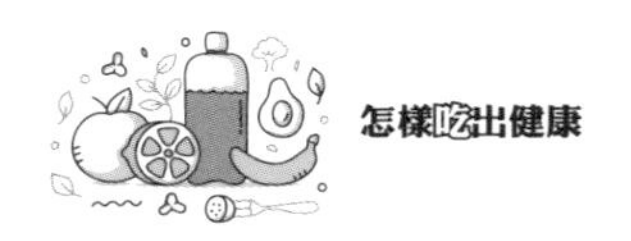

小腹上每增加十磅的重量，背部就需要多負擔五十到一百磅的壓力，長期下來會使我們的脊椎受損，而有彎曲變形的危險。

肥胖也會讓女人花過多的金錢，許多女人花大把的金錢來瘦身，卻在飲食上不加以控制，所以體重還是過重。

其實肥胖並不是吃得過多所引起，而是吃進什麼所造成，許多的肥胖者食量並不大，只是有沒有吃對東西。

以中國人和西方人來比較，我們吃進的食物常多於西方人，可是中國人的體重卻明顯的輕許多。

有一次我們和一群洋人朋友吃飯，滿桌的菜我都吃了，一桌上超過三十道菜我都吃了，洋人朋友都吃飽了，我還在用餐，他們很訝異我的食量，但我卻是裡面的體重最輕的，我想這也是因為素食者比較好減重的原因。

他們吃的是比我少，但吃的是有脂肪的食物，但我所吃下的是澱粉類食物，像是米飯、麵包、蔬果、麵類的食物，脂肪的含量在我的飲食中是很少的，又會有多胖？

我胖最多的時候，是住在外國的時候，有許多洋

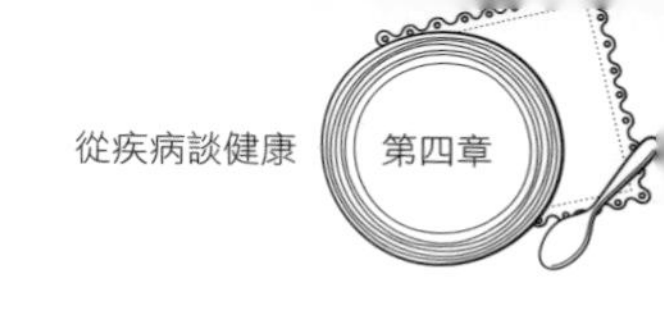

人朋友請吃飯，有許多的料理有起司，不論是在麵包中、湯中、菜餚中、小點心中都有，那時胖得最多，後來回來後，也在二個月中，自然又瘦回來，也沒有刻意的減肥，就只是自然的飲食，就會瘦下。

這是因為：在我的飲食中，沒有讓我可以肥胖的食物，所以才會瘦得很容易。

出版社在跟我談瘦身的題目時，其實我很不知道該如何寫，因為我沒有這方面的困擾，也不能叫人不要把手上的肉類食物丟掉不吃，若是只靠運動來減肥，卻還是把過多的脂肪，一口接一口的吃下，那減掉的體重並不是脂肪，而是一些碳水化合物和體內的水分，這樣的減肥也會帶來身體的不健康，和很快復胖的問題，這樣的話，不是也為看我書的人，帶來不好的困擾嗎？

以我是素食者的體重過重來說，若我過重時，可以少吃一些脂肪量較高的堅果類食物，在晚上洗澡時，順便做一些局部的熱敷，再塗上一些自己喜歡的香味的乳液，用力一些的按摩，可以促進新陳代謝和血液循環，那就會沒有問題了。

當然，你也可以試看看，又輕鬆又能享受的優質瘦身法。

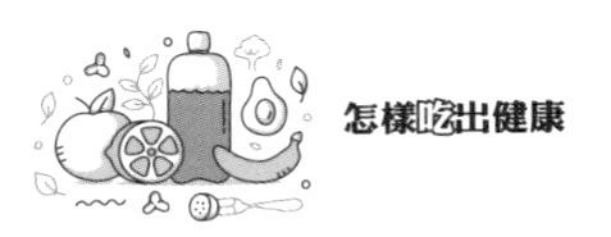

7.骨質疏鬆

骨質疏鬆也是因為飲食所引起的，而且是在食肉量越多的國家，越有這方面的問題。

越是已開發的國家，越會有骨質疏鬆的問題，像是美國、英國、芬蘭、瑞典等國家，骨質疏鬆成了很普遍的問題。

在許多的第三世界國家和部落中，對於骨質疏鬆是連聽都沒有聽過的毛病。

吃不起肉的人，也不會生這種病，這實在也是一個值得深思的問題。

我們每吃任何一種肉類食物，體內的酸度就會增高，這是為了中和肉類的酸度，所以骨頭就會釋放出鈣質來中和，所以吃越多的肉類，我們所要釋放出的鈣質也會越多，所以就容易會有骨質疏鬆的問題。

若是太嚴重的骨質疏鬆是會致命的。

老年人若一跌倒就很嚴重，就是因為長期的吃肉，老年時的骨頭也就會脆弱，一跌倒就容易骨折，若不小心骨頭插進內臟中，就會有生命的危險。

朋友說家中有一個老人家，因為行動不便，每次要喝水、如廁、翻身、吃飯都要人幫忙，他們每次都

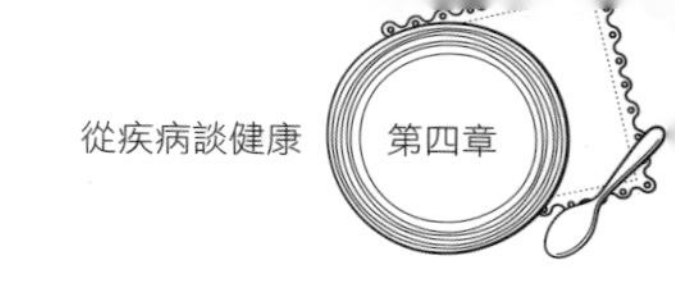

鼓勵老人家要快樂，雖然他不抱怨，但是卻可以從他痛苦的表情中，感覺到他的痛苦。

很久之後，他們才知道：原來他身上已經有多處骨折，因為骨質很疏鬆、脆弱，在家人扶持下竟有多處骨折，但又因這個老人家，很為子孫輩著想，怕讓他們擔心，所以就強忍著痛苦，不發一言的生活著。

他們一直到老人家病危的時候，送到醫院檢查時，才知道這個老人家痛苦的表情所為何來。

我們可以從改變飲食中，來改變這個悲劇。

我們可以在飲食中，減少蛋白質的攝取，這樣鈣質的流失，就不會太急速，另外也要知道，我們每多吃一片肉、一條魚、一個雞排，也會在不自覺下，多流失一些鈣質。

多運動，也可以讓骨頭較健康，還有一些如咖啡因、尼古丁、酒精、糖分、高鹽食物，也會讓骨質容易疏鬆，也要酌量攝取。

8.壓力

現代人的生活壓力，已經是生活中的一部分，想要沒有壓力的生活，實在也是很難。

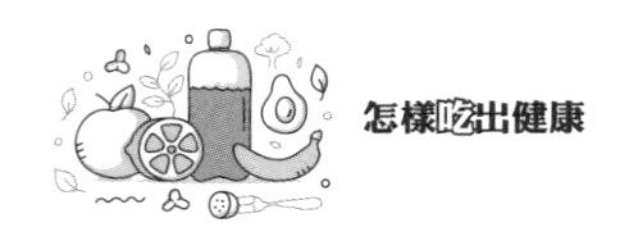

但也該要知道，壓力本來就是生活的一部分。

不會有沒問題的人生，也不要去期待這樣的人生，我們就是在種種問題和壓力下，才有所成長。

古時候的人就會沒有壓力嗎？生活在連抽水馬桶都沒有的年代裡，可能連上大號都會有壓力。

我就曾經聽過：一個祖母級的長輩說，她小時候的壓力是每次要大便時，若一不小心掉進糞坑中溺死了，要怎麼辦？會不會沒有人要幫她收屍？

既然每一個年代的人，都會有生活壓力，那為何現代人的生活壓力，會造成生活困擾和疾病？

因為生活型態和飲食習慣的不同。

現在要找一條乾淨的小溪，靜靜的傾聽流水聲容易嗎？

現在要隨便找一棵果樹、蔬菜來吃，可能嗎？

在過去的年代中，有許多自然解壓的生活和飲食，現在卻不容易找到了。

我們傾聽的流水聲，是由音響中的大自然音樂所流洩的，我們吃的蔬果是在超市買的，我們生活的地方，不是在農田邊，有綠色植物陪伴，而是在日光燈下，綠色的油漆所畫上的自然景象。

在大自然中，很容易疏導壓力，在自然的飲食

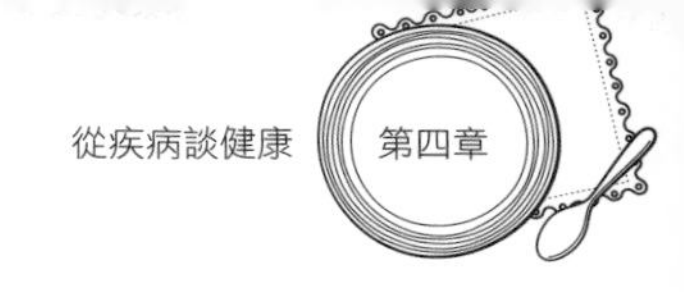

中，也很容易將體內的不好物質自然的排出。

可是這兩個條件都不易達到時，又遇上經濟、家庭、婚姻、疾病出問題，就會有許多的壓力出現，再加上我們排解壓力的方式是：喝酒、吃藥、抽煙、大吃一頓，這樣下來身體積累的壓力，反而會更大了。

壓力其實可以是我們生活中很好的動機，可以促使我們想辦法，提昇到更好的境界。

在生活中有些事，不需要全盤控制，事情不順利，說不定會有更好的安排，不需要太操心。

要多運動，有運動的身體，可以對抗更多的壓力。

多吃健康的自然蔬果，讓身體有良好的抵抗力和排毒力，許多的壓力也會不翼而飛。

第五章

然後，你怎麼決定？

1.從道德來決定

孟子中有一句話是這樣的：「觀其生，不忍見其死。」意思是說：看見活著的樣子，就不忍心見他死亡的模樣。

如果我們見到小雞可愛的模樣，要把牠殺來吃，一定會不忍心，這是人類本有的惻隱之心，一種同情、慈愛的心態。

當我們吃肉時，就把許多的生命，也一下子殺害了，一餐一條魚的話，一生下來，也有許多的魚，會沒有生命。

我們都想要有祥和的社會，但若是我們都在做一些暴力的行為，又如何會有祥和出來？

當我們在為美國打伊拉克抱不平，在為許多的暴力事件難過，卻在餐廳點牛小排來吃時，那會有和平？我們做的其實就是一種暴力。

牛小排是把小牛拿來吃，那會帶給小牛多少痛苦？

當我們在吃龍蝦大餐時，有沒有想過那滾燙的熱水，會讓龍蝦經驗怎樣的苦痛？

當我們在吃羊肉爐時，有沒有想過刀子刺進羊的身體時，會是怎樣的疼痛？

所有的宗教都鼓勵，人要有同情心，也指出有同情心的人，才會有高貴的靈魂，但我們卻在嘴巴上說一套，在行為上做很殘忍的行為。

同情心是要有行動來支持的，請在自己的生活中，多做一些真正可以和平的事，也在自己的生活中擁有和平。

看過西班牙鬥牛的人，難道不會很驚訝：看一個活生生的生命在被殘殺，是種高級娛樂嗎？

當一隻牛被殺得鮮血淋漓時，現場的歡聲雷動是在做什麼？看一隻牛的生死掙扎，竟然可以這樣的快樂？

我們在選擇這個娛樂的同時，也選擇了：讓每年有三萬頭公牛陷入痛苦中。

捕獵鮪魚時，也會捕殺到海豚，因為這兩種魚會同時的在一起，海豚在有同伴被捕到時，會在一旁等待，所以也就有更多的海豚，會因此而死去。

海豚是很有同情心、溫和的一種動物，所以也有許多的人類，在遇難時，被海豚給救起。

海豚竟比我們人類更有同情心，知道要幫助另一個生命，這是不是也是很值得讓我們細思？

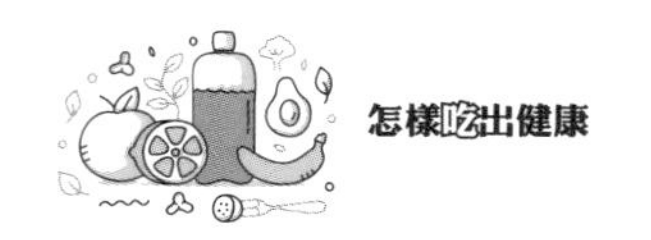

我們人類若沒有好的道德心，那又和動物有什麼分別？

達爾文有一句話是這樣的：「我們人類確實是萬獸之王，因為我們的殘酷是勝過動物許多的。」

也許我們該好好的想一想：我們的行為是會對其它的生命有更好或更壞的生活。

2.從生態來決定

環境的惡化，已經為我們的生活，帶來許多的危機，也讓整體的地球生態，有許多的隱憂。

地球只有一個，我們只是其中的一個過客，卻把地球弄得不堪下一代使用，這實在是很說不過去。

地球是個大家庭，是由許多的生物一起攜手共舞的，但近年來，我們卻造成許多無法挽回的悲劇。

農業技術的進步，讓人類多了許多的利益，卻也讓許多的生物絕種，有些國家甚至於，已經聽不到青蛙的叫聲，因為牠已經快絕種。

這是因為有許多的農人，為了要殺掉害蟲，所以要灑農藥，青蛙吃的就是這些昆蟲，所以也因此而中毒，造成青蛙的滅種。

你能想像沒有蛙鳴的鄉間生活嗎？那樣的春天真是太寂靜了。

最大的影響：還是肉業所帶來的生態危機。

我們為了吃肉類食物，讓水質、土地、空氣都有了污染；其他還有森林的濫墾、水源的不足、臭氧層的惡化、溫室效應等影響。

有些土地也被沙漠化，因為土壤的被破壞，所造成的良田損失，實在太大了。

如果你是有吃肉習慣的人，那也是造成生態破壞的一分子，想一想，光是改變飲食習慣，就可以讓生態環境逐漸變好，不是也是一件好事嗎？

多一位吃肉者，就多一分破壞；多一位素食者，就多一分建設。

別以為一個人的力量很小，就是這一個加一個所累積出的力量，可以改變整個地球環境。

如果你以前並不知道，吃肉會帶來以下的危機，那就算了，從現在做起，開始讓地球更好，就從少吃肉類食物開始。

雨林縮減的生態危機

雨林就像是地球的肺部，可以交換出許多的氧

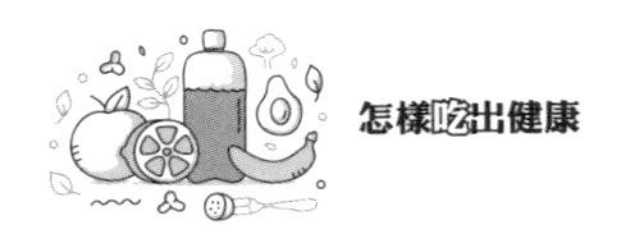

氣，讓地球上的人類有新鮮的空氣，但現在卻也被人類自己破壞掉了。

雨林是位於赤道兩側的綠色森林地帶。

對世界上接近百分之五十左右的動物和植物來說，雨林是牠們的生活棲息處，它也是人類很豐富的自然寶藏，有許多的奇特動植物生活在這裡。

雨林也有調整氣候的功能，在不同的氣候下，可以淨化和調節水源。

但是在近年來，卻被人類破壞許多雨林，在七十和八十年代裡，有許多人為了要放牧牛隻，卻把大量的雨林而破壞，每過五秒鐘，我們就會有像一個足球場大的雨林地被破壞，每六個月，就會有比台灣更大面積的雨林正在消失。

在亞馬遜流域一帶，有十萬多個牧場，有許多的肉品業老闆，買下這些雨林地，為的是要養被人類食用的肉品。

為了要養牛隻，就要先把許多的樹木砍伐掉，再把這些土地，拿來做放牧的場所，等到土地被破壞後，他們會再找下一塊地，於是就會有越來越多的雨林地被破壞。

一位美國生物系教授就評估，一個漢堡的代價，是要用五十五平方公里的雨林所換來的，這是無法一時就補救的回來的。

雨林的濫墾，也讓許多原本居住在那裡的動物和植物，面臨無家可歸的局面。

有一些動物也在面臨絕種的問題，有些原住民沒有可以生活的地方，被迫搬遷到所謂文明的地方，過著適應不良的生活。

我們沒有權利因為想吃肉，而讓許多的動物和人類，因此活在痛苦中，這是很自私的行為。

如果是我們生活的地方，突然被別人搶走，我們可能會上法院去告人，但這些被我們剝奪生活空間的人，卻在默默忍受痛苦。

對許多生活在中南洲的人，他們的國家就被這些吃肉的人所破壞，像是哥斯大黎加的國境，幾乎都在雨林中，所以也就被整個破壞生態。

對整個地球的長久效益來說，我們為吃肉所付出的代價太大了。

富裕的國家為了自己的國民要吃肉，卻讓許多不富裕國家付出代價，也是很不仁道的行為。

雨林的破壞也會帶來水災，土地被破壞了，就無法涵養水分，水災就容易發生，這會讓許多生活在雨

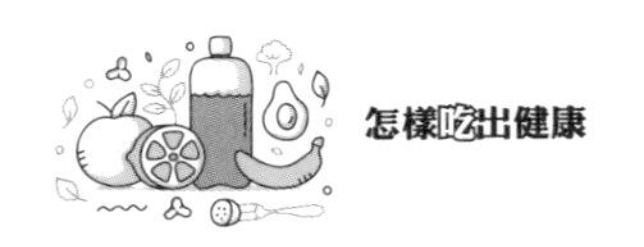

林附近的人，活在不安全的環境中。

要為了遠在天邊的雨林著想，對許多人可能有些太遙遠，但是這也會影響到我們自己的未來，就不只是別人的事。

這些都和我們的飲食習慣有關係，只要改變飲食習慣就會有所不同。

許多生物在在面臨絕種中

雨林的放牧，需要先將森林中的植物除去，他們用的方式是放火燒掉整片雨林區，在這樣的過程中，就會有許多的動物受到災殃。

許多的動物，因此被燒死，也有些動物需要搬遷到新的地方，在不能適應新環境下，許多的動物也就瀕臨絕種了。

由於人類持續的在破壞環境，所以每年最少有一千種生物，正在絕種中。

這是一個很可怕的數目，我們人類的生活，竟會讓許多的地球同胞，陷入滅種的危機。

我們沒有權利這樣做，這樣的不顧其他生物下，最後遭殃的，也會是我們人類本身。

我們是和其他動物依存生活在地球的，牽一髮而會動全身，不要以為其他動物的生存，不關我們的事，最後遭殃的還是自己。

整個生態平衡有影響時，我們的生活也會影響，舉青蛙的例子來說好了，沒有青蛙來吃蚊子，蚊子一多就會引起瘧疾，最後還是人類會倒楣。

地表的土正在不斷的流失

土地是我們地球的皮膚，可以耕種植物，涵養水分，也能讓我們生活在綠地中，享受清涼。

可是現在卻有許多的土地，正在沙漠化，撒哈拉沙漠也曾是綠地過，現在卻成了沙漠地，而且每年都在往南加大三十公哩中。

每年有許多的國家在損失上億噸的地表土中，這是因為飼養動物，會被動物腐蝕掉許多的土地，在過去的二百年中，我們損失了地球百分之七十五的地表土，來飼養要供人類食用的動物，但地表土卻要花上一百多年，才能再恢復過來，這是人類的慘重損失。

地表土會流失，是因為人類用放牧的方式來養牛，這樣就會把原本可耕種的地表，用火給燒毀掉，這樣會讓地表土，失去原本的營養分，另一個原因是：牛、羊的蹄不斷的壓在土地上，會把土地中的空

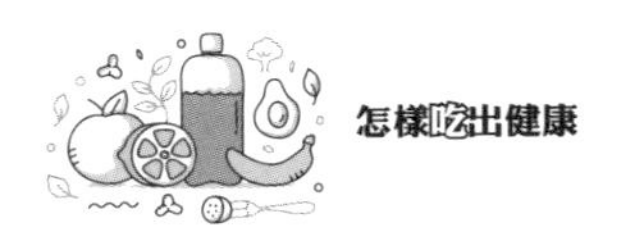

氣給擠掉，這樣一來，原本土地中的涵養水分功能，就被破壞掉了，也就不能再耕種。

曾經肥沃的土地，就會因此而硬化到不能耕耘，還有一個隱憂是：土地的硬化會因此而帶來水災，原本可以涵養、調節水分的功能被破壞了，所以有水災時，就會帶來很大的災情。

前些年，哥斯大黎加不是有很嚴重的水災嗎？也因此而讓許多人失去家園和家人，許多的孤兒在流浪，也因為水災帶來許多的疾病，這些人的痛苦，很有可能是你上一次吃牛排所造成的後果。

哥國境內大多為雨林區，哥國人民普遍窮困，所以牛肉大多為出口，這些吃不起牛肉的人，為了要吃牛肉的人，付出很大的代價。

下次看新聞時，看到那些臨近雨林區，中南美洲國家的水災，當你看到那些愁眉苦臉的人們時，要知道你所要吃下的牛肉，就是造成他們痛苦的來源。

不要以為這些和我們無關，當我們盤中的食物會影響一國人民的生命安全時，就該好好的細想一下，我們所選擇的食物了。

土地污染

以美國來說，據統計有百分之五十的土地，是拿來飼養給人類吃的動物，拿來種蔬果的土地，約占百分之四的土地，這樣的情況下，怎麼會有生態平衡？

我們為了要餵養這些動物，要用百分之八十以上的穀類食物，好讓我們以後有肉可以吃，這是很浪費食物的，動物原本可以自行去找食物，牠們可以在大自然中覓食，現在人類為了吃肉，把牠們養在可以耕種的土地上，再用百分之八十以上的穀類食物，養牠們給世界上百分之五的人類，卻讓百分之八十的人類在餓肚子。

看過第三世界在受苦的人們嗎？他們占地球人口的百分之八十，我們卻用可以餵飽這些人的食物給動物吃，好讓這些動物給百分之五的人口來吃。

看過一篇李家同教授寫的文章，他的一個專醫癌症的醫生朋友得了癌症，沒有人為他擔心，因為他是名醫，許多的末期癌症病人，都被他醫好了，所以也認為，他一定可以把自己治好，而且他也有一個專治癌症的女婿，就算他治不好自己，也有一個名醫女婿可以醫好他。

但是不久後，竟然接到他的告別式通知，朋友都

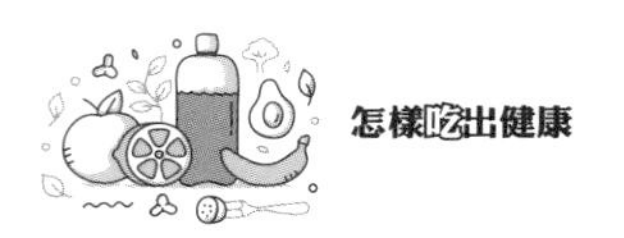

很驚訝，在告別式上都很沉默，覺得沒有問題的人，居然會出問題，大家都很愧疚，沒有在他活著時多關心，現在說什麼都來不及了。

李教授問他的女婿，為什麼沒有醫好他？在發現他有癌細胞時才是初期，治療應該不會有問題才對，怎麼可能會這樣？

他的女婿說：「他堅持不就醫。」

這真是很奇怪的事，為何癌症專家有癌症，卻並不想治療癌症？

他女婿說：「因為他覺得自己活得沒有用，我們就是地球的癌細胞。」

我們用掉大部分的地球資源，卻讓大多數的地球其他人類，活在饑餓和痛苦中，所以他有癌症並不想醫好，因為想讓其他的人類，可以用他的資源，讓他們活得更好一點。

看過這些資料的人，也可以細想一下，我們是不是地球的癌細胞？

如果這些養家畜的土地，拿來種植蔬果可以收成多少？

每一畝的土地，可以生產二萬磅的馬鈴薯，卻只能生產一百五十磅的牛肉，如果可以不吃肉類，將會有更多的人類同胞可以吃飽。

這種情況下，每年會多一萬多人，要處於挨餓的狀態下，這些土地若直接拿來種植，會有更多人吃得飽。

我們沒有權利，為了讓我們多吃牛排和漢堡，而讓其他的人類在受苦。

這世界真的有許多人正在挨餓，他們沒有食物、沒有希望的在活著。

這些肉品業也是環境污染的來源，這些動物的排泄物也是很驚人的數量，每一秒鐘，大約會有五萬磅的動物排泄物，會被排出到河川和土地中，而且不會做好廢水處理，就被流出到河流中，這些水最後也是人類的健康危機。

還有農業技術也是一個土地污染危機，許多的農田只種植單一的作物，這些作物是要給動物吃的，這樣的種植法，也會讓土地中的養分被急速吸收掉，而造成無法再種植的土地浪費。

有趣的是：今日的農業技術進步，也讓我們成了有史以來，第一個會把毒物放在食物上的文明，若有後世的人，在發現我們這個文明歷史時，可能會很不能想像。

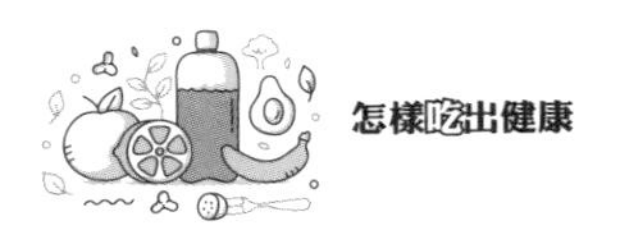

我們在吃食物時，也將農藥給吃下去，可是農業技術就是這樣在運作，想要不吃到農藥的機會，似乎也是很難。

吃到在穀類和蔬果表層的農藥，還可以在多吃蔬果和穀類後，幫助我們把身體中的殘留農藥給去除，但是吃動物性脂肪時，卻無法消除堆積在動物體內的殺蟲劑成分。

動物每天吃進許多含有農藥成分的食物，牠們每天所吃進去的毒素，會不斷的累積，而人類最後卻吃下這些肉，成為最後的受害者。

有越來越多的人，意識到這個問題，這也是為何有機蔬果、穀類會越來越風行的原因。

這些農藥有許多的時候，是污染到我們的土地和水質的，噴灑殺蟲劑不一定會將蟲給殺死，但卻一定會將河川和土地給污染了。

生物天生有抵抗外來物質的演化本能，所以這些蟲最後都有了抗藥性，然後，農夫會再改用另一種殺蟲劑，結果蟲又有了新的抗藥性，這個循環一直下去，水和土地就會有污染，環境保護組織指出，今天人們所使用的農藥，大約已經有七萬種。

殺蟲劑是無法讓蟲就此不見的，但我們所付出的代價卻是長久的。

水污染和水源不足

飼養場所排出的廢水，已經嚴重的將水給污染了，不只污染我們的河川，連我們的飲用水也給污染了。

人類百分之七十的水量，是用在飼養動物上，而這些水又會影響我們的水源。

據統計，要三千五百加侖的水，才會生產出二磅的牛肉，但六十加崙的水，就能夠生產出一磅的小麥。

有看過飼養動物的地方，應該都知道他們會用大量的水，給動物清潔身體和場地，然後再將這些水，排到河川中污染水源。

同樣的水，若用來灌溉田地的話，可以生產出更多，可以餵飽人類的食物出來，這些飼養場也必須要用，大量的殺蟲劑來防止蚊蠅，因為太多的蚊蠅，會帶來傳染病，所以這些水也含有大量的殺蟲劑，水源也因此而有污染。

有毒素的水，會為人類帶來許多的疾病。

人類若沒有水，最多只能活約十天，就算是一天

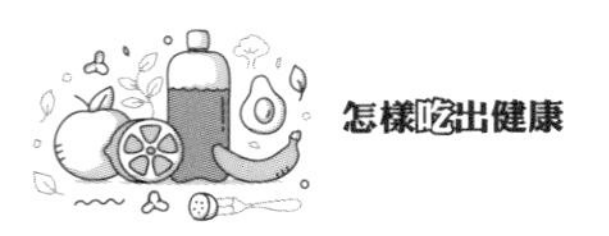

沒有喝水，就會讓身體很難受了，更何況是沒有水的日子。

這些嚴重的水污染，可以透過素食來改變，是不是也是為我們的環境，盡一份保護的責任？

空氣污染

為了要養牛、羊等，需要將雨林砍伐掉，讓地球的森林變少，這樣空氣當然也會被污染，要知道雨林是地球的肺部，沒有健全的肺，當然不會有良好的過濾系統，就會有污染空氣的危機。

還有要運輸這些肉品，也需要長程的運輸，在這個過程會污染到空氣，運輸肉品的過程是運輸蔬果的十倍，這些多出來的過程，會排放廢氣，也會污染我們所共同擁有的空氣。

樹木是地球上，可以維持空氣品質的植物，卻因為人們要吃肉而被砍伐，我們為了吃肉會不會付出太大的代價？

聖經上有一句話：「凡事皆可為，不是都有益。」

就是在說：人都有自由選擇任何事來做，但不是每一件事，都是對人有益的。

當然我們可以選擇繼續吃肉，但也要細想一下：這是有益於我的健康嗎？有益於整體地球的生態嗎？有益於我們後代的地球子孫嗎？

我們該做的是什麼？是不是該好好的想一想！

樹木可以淨化空氣，可以涵養水分，可以有舒服的芬多精讓人類享用，而我們每吃一塊肉，就會有更多的森林消失不見。

當然他們也有種樹，但一顆樹生長的時間是相當長久的，砍掉一棵三百年的樹後，種下一個小樹苗，這樣就可以交代的過去嗎？

有一個笑話是說：大鼻子的人比小鼻子的人享用更多地球資源，為什麼？因為空氣是免費的。

但想一想，現在有許多人為了能夠呼吸新鮮空氣，要開車到鄉下來，這樣空氣也是免費的嗎？

車油錢也要算在呼吸新鮮空氣的成本中了。

聽說日本已經有自動販賣機，是在販賣空氣的，而且已經賣了很多年，所以現在空氣也不算是免費的了。

二十年前，若有人說，水是需要用買的，可能就有人不信，但是現在有誰沒有買過礦泉水喝過？

為了能有乾淨的水喝，我們付出更高的價錢去喝一種潔淨的感覺，若是我們繼續吃肉下去，未來我們說不定，上街都要戴空氣濾淨器，不然就會有呼吸不順暢的可能。

吃素可以讓我們未來的水和空氣更有品質，這是我們可以選擇的未來。

全球性的溫室效應連鎖反應

全球的氣溫不斷的在昇高，所以有一些人預言，若這樣下去，地球南北極的冰山都會融化，這樣人類所居住的陸地，就會成為水世界，許多人也會因此而死亡，電影水世界就是在說這樣的警訊。

溫室效應是因為有些化學物質，在地球的表層鎖住了熱氣，這些熱氣因為無法散到外太空所引起的。

肉品業也需要為溫室效應，付出很大的責任。

先從簡單的來說起就好，肉品是最快腐敗的食物，為了要保存這些肉品，需要用到大量的冷凍庫，冷凍庫需要有冷煤，這個化學物質會讓臭氧層破裂，造成不好的後果，冷凍庫所排出的熱氣，更是會讓地球的溫度再加溫。

溫室效應是因為二氧化碳分子太多，二氧化碳分子是會吸收紫外線的，太多的二氧化碳就像是一件大毛衣，想像一下在大太陽底下穿一件大毛衣會如何？

持續增多的二氧化碳，就像在為地球持續加毛衣，那當然會讓地球的溫度越來越高。

全球的氣溫上升，百分之五十的原因在二氧化碳，有了二氧化碳後，我們就能將太陽的溫度給鎖住，地球才能保持溫暖，但我們現在面臨的，卻是二氧化碳過多，所引起的太溫暖問題。

能夠將二氧化碳轉化為氧的，就是樹木，而我們早就為了要吃肉，而讓許多的肉品業者，砍伐掉大量的樹木。

請知道一點：肉品業者不是大壞人，沒有買賣就沒有殺害，若沒有人買肉來吃，就不會有人需要去砍伐樹木來放牧，沒有買的人就不會有賣的人，這是一個供需的問題。

所以請不要一面買牛肉回來炒時，還一面咒罵遠在亞馬遜流域養牛隻的人，就是因為你要買，他才需要賣，請考慮清楚後再來怪人。

當然，這也是一個選擇的問題，任何人都有權去選擇自己要的人生方式。

現在空氣中的二氧化碳含量是非常高的，比一百年前約高出百分之三十，這已經是很可怕的二氧化碳含量了，但每一年，還是有許多牧場主人在燒毀雨林，上百萬噸的二氧化碳，會再進入大氣層中，再加速溫室效應。

過多的沼氣也是危險的因素，甚至於比二氧化碳更加的危險，因為它會鎖住的分子量，是二氧化碳的二十多倍。

沼氣是由有機體分解後而產生的，牛隻在消化纖維質時，體內會產生沼氣。

每一年，都會有許多經由人工授精，所出生的牛隻，牛越多的話，所回收的利益就會越多，所以每年會有越來越多牛在出生，以一年有一億四千萬隻牛來算，牠們會消化、打隔、排出沼氣，這些沼氣會帶來溫室效應。

另一方面，雨林被砍伐後，會有許多的朽木，這些朽木會生出白蟻，白蟻一天約可以生出一萬多顆蛋，而這些白蟻也是會釋放出沼氣的。

樹木減少了，另一個隱憂是水災，因為樹木的涵養水分功能不見了，所以也容易讓低窪地區引起水災。

稻米在被水浸過後，也會產生沼氣，一般在種植稻米的地方都是低窪處，所以也就容易浸水。

另一個方面來說，氣溫太高就會容易引起乾旱，一乾旱後，就會有糧食不足的問題，因為許多的農作物，會缺少水可以灌溉而死掉，這都是潛在的危機。

許多事都是該在事前就防範，不該在事後才來後悔，我們一有災難，就會有上百千萬的同胞受苦，我們沒有權，讓其他生命為我們受苦。

素食可以為我們的同胞減少一些苦難，所以有良知的人，都會考慮一下自己的飲食習慣了。

臭氧層破裂

臭氧層是位於地球表面的十到二十哩處，它是地球的保護罩，能夠濾掉有害的紫外線，讓人體不會被紫外線傷害到皮膚。

澳洲內陸距離臭氧層的破洞最近，所以每天都要塗抹防曬系數很高的乳液，來防止皮膚的病變，但過高指數乳液的傷害力也很強，所以有許多人只有半張臉，因為另一半的臉已經壞死、黑掉，但若不塗抹的話，連半條命都沒有。

有些小朋友不知道這個危險性，不知道媽媽為什麼，每一天都要塗抹那麼多次的防曬乳液，所以會偷偷的跑出去玩，但是這樣一來，就會有皮膚癌。

想像一下：一個二歲大的小孩，因為偷跑到太陽光底下玩，就患有皮膚癌，這是多可憐的事。

想像一下：那樣年輕的生命，為了治療癌症，所要承受的將會是多大的痛苦？你忍心讓這樣的悲劇，一再的發生嗎？

最早發現臭氧層有破洞，是在八十年代中期，由在南極的英國科學家所發現。

臭氧層的被破壞，最直接的影響，就是我們人體的皮膚，現在的皮膚癌患者，快速的在增加，就是因為臭氧層的被破壞。

以前的氣象報告，沒有紫外線指數，現在卻增加這個項目，也是因為臭氧層的破裂才有的。

造成臭氧層的破裂，最主要的因素，有二氧化碳和沼氣。

另外，肉類食物所需要的冷凍庫，會放出會破壞臭氧層的化學物質，也是很大的隱憂。

交通工具所排放的廢氣，也會讓臭氧層破裂，而為了讓肉品送到市場的大量廢氣，也是一大幫凶。

其實地球有能力讓臭氣層修復，每一次的閃電都會產生臭氧，臭氧也會生出臭氧，所以地球是可以自行修復臭氧層的。

既然如此，那為何臭氧層這樣久了，還是沒有補好破洞？

那是因為：人類還是不斷的在破壞，而且破壞的速度，大於修復的速度。

一個皮膚有傷口的人，需要的是：不再去亂抓傷口，讓傷口自動復原就好，若是每一天都在抓傷口，當然會讓傷口一直好不了。

我們現在該做的，就是停止再破壞，等待地球修復好臭氧層。

陽光是生命中美好的東西，若是連陽光都沒有了，實在是很難想像。

若不停止破壞，說不定未來的人類處死刑不用太麻煩，只要將人放在太陽光底下，十分鐘就死了，那實在是人類的悲劇。

就算一時沒辦法，改變成吃素的人，也請少吃些肉，讓地球有修復的空間，讓未來的人，不用死於陽光下，讓不小心出生在澳洲的小朋友，不用二歲就得皮膚癌。

破壞許多好的醫藥材草藥

在亞馬遜流域有許多的珍貴藥材，就這樣被一把

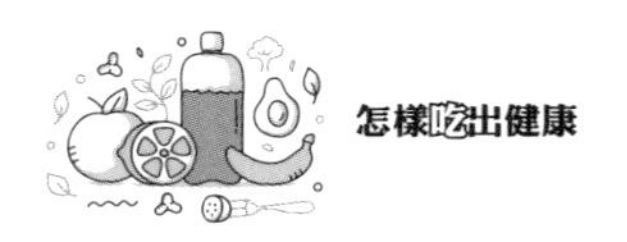

火給燒毀，人類也就沒機會去發現這些藥材的功效。

上天在製造每一個東西都會有功效，只是我們有沒有去發現而已。

像現在有人發現，印度的辣木、大溪地的諾麗果，對人體有許多的好處，但現在正有無數還沒有發現到的植物，裡面也許有讓新冠狀病毒，可以不再造成威脅的藥，但我們現在變得沒機會去知道，因為已經被燒毀了。

說不定我們根本可以，免除許多的疾病，但是因為把這些可以治病的藥材燒毀，所以就讓許多人活在痛苦中。

現在有許多罕見疾病，上天是不會隨便讓人受苦的，那些無法治好的病，說不定只是因為，可以治病的藥材，已經被燒到絕種了，所以到現在，還找不出可以醫好的方式。

上天早就為我們準備許多的好東西，可是人類卻不懂得珍惜，也因此損失很多美好的禮物，

在不自覺中，也讓醫學進步的源頭給燒毀了。

想一想有些正在受苦的罕見疾病患者，也許你下一頓牛排餐，也把那些可以治他的藥給燒毀了。

我曾有一個朋友，得了一種罕見疾病，看了很多

的醫生，病久了之後，把她對人生的希望，也給磨滅掉了，我看著她那樣痛苦，很想祈禱她能多活一下，等到醫生找到可以醫治的方法，但她每一分一秒都會痛，所以我也不能自私的希望，她為我多活一下。

如果你也有過，患上罕見疾病的朋友，你就會知道那種心痛，也會知道那種無助。

她死時還不到二十一歲，生命的最後，她一直希望能有藥，可以出現治好她，可惜，她沒有等到。

如果可以的話，請少吃一些肉，多讓一些植物活下來，也許可以讓下一個罕見疾病患者治好的藥，就被發展出來了。

國際防癌中心指出：有百分之七十的抗癌植物，是生長在熱帶雨林中的。

對生命的漠視

如果人類仍舊一直吃肉類，這也是人類對生命的漠視。

有這麼多的土地被破壞，就是代表著：有越來越多的人會繼續挨餓，卻沒有人正視這個問題。

我們吃的每一口肉，都要讓森林、土地毀損掉，這也代表鳥類沒有家，野生動物的棲息處也被人類摧

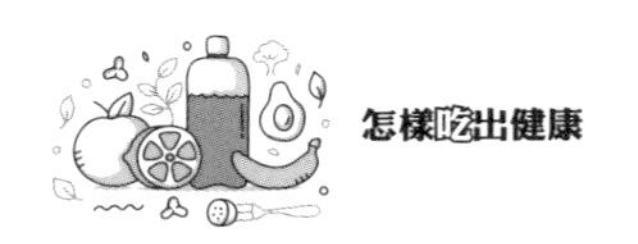

毀，鳥類少了，也代表昆蟲會增加，昆蟲增加了，會讓人類使用更多的殺蟲劑，這樣下來，還是人類不利，我們也會因此而喪失生命。

許多的宗教，都會說不殺生是最好的，但我們選擇吃肉時，是殺兩種生，一是動物的生命，一是自己的生命，因為吃肉就像是慢性的自殺，我們吃進許多的病菌，讓身體在日後得付出代價，這也是殺生，而且是殺害人身的大過。

人身是很難得的，可是我們卻在每一餐的飲食中，漸漸的殺害自己。

吃肉所引起的臭氧層破洞，會讓紫外線殺害掉，無法計數的海洋浮游生物，浮游生物也提供給我們許多的氧氣，若沒有這些浮游生物，海洋也會遭受到污染。

我們就算不為自己著想，也該為我們的下一代多想一下，我們該給他們一個，有青山綠水的環境。

生態的保護要由我們開始來做起，我們可以讓日後不一樣。

就算我們來不及了，至少也有盡力過，請多尊重生命，讓我們活得，更讓下一代人敬重。

3.從未來來決定

我們的未來到底會如何？這其實要看我們的現在如何做。

有很多人覺得，我吃素食很可憐，有許多的美食，會沒有辦法吃到，可是研究也指出，素食者的壽命比一般人多出六年，也就是說，素食者將會比非素食者，多吃七千七百五十餐。

多吃七千多餐的美食，也是一種難得的幸運吧！

許多年前，要求人要吃素食，是較難的，但現在也有所不同了，有些人正在改變飲食中，人類正在走向另一個不同的未來。

4.國父的經驗

若你是愛國的人，請看一下國父的身體所帶給他的經驗，還有一點要知道，國父也是醫生，而且是第一名畢業的優等生，這一段文章，是在國父遺教中節錄出來的，有興趣可以去找出來研究：

「作者曾得飲食之病，即胃不消化之症，原起甚微，嘗以事忙忽略，漸成重症，於是自行醫治；稍癒，仍復從事奔走而忽略之，如是者數次，其後則藥石無靈，祇得慎講衛生，凡堅硬難化之物，皆不入口；所食不出牛奶、粥糜、肉汁等物。初頗覺效，繼而食之至半年之後，則此等食物亦歸無效，而病則日甚，胃病頻來，幾無法可治。用按摩手術以助胃之消化，此法初施，亦生奇效。而數月後，舊病仍發，每發一次，比前更重，於是更覓按摩手術而兼明醫學者，乃得東京高野太吉先生。

先生手術固超越尋常，而有著有「抵抗養生論」一書，其飲食之法，與尋常迥異。尋常西醫飲食之方，皆令病者食易消化之物，而戒堅硬之質，而高野先生之方，則令病者戒除一切肉類及溶化流動之物，如粥糜、牛奶、雞蛋、肉汁等，而食堅硬之蔬菜、鮮果；務取筋多難化者，以抵抗胃腸，使自發力，以復其自然之本能。忘本取末則無能矣。

吾初不信之，乃繼思吾之服粥糜、牛奶等物，一連半年，而病終不癒，乃有一試其法之意。又見高野先生之手術，以能癒我頑病，意更決焉。遂從之而行，果得奇效。惟癒後數月，偶一食肉或牛奶、雞蛋、湯水茶酒等物，病又復發。始則以為或有他因，不獨關於所食也，其後三、四次皆如此，於是不得不如高野先生之法，戒除一切肉類、牛奶、雞蛋、湯水茶酒，與乎一切辛辣之品，而每日所食，則硬飯、蔬菜，而以鮮果代茶水。從此舊病若失，至今兩年食量有加，身體健康勝常。」

這篇文章是在九十五年前所寫下的，那時的國父就已經知道，素食對身體的好處，而且他自己用自己的經驗，去換得這個觀念，就算你不相信我這一本書，也該相信創立民國的人，不會亂說話吧！

懷疑素食真的對身體會比較健康？

這也是正常的，畢竟連國父也懷疑過，要改變許多年來的飲食觀念和習慣，本來就不是簡單的事，但是懷疑歸懷疑，身為現代人，也該有實驗的精神，試著吃素看看，身體是最老實的，它會告訴你到底該如何吃最健康。

用自己的身體來嚐試看看，這裡所說的食物都不算太難吃，試著吃看看，讓身體有機會告訴你，如何是對你最好的飲食法。

當身體是輕盈的，人生也就容易了一半。

最後，希望人人都健康。

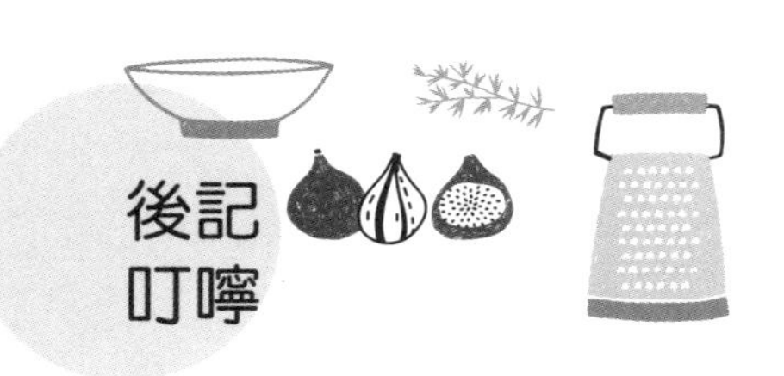

後記叮嚀

寫這本書時，正是SARS正在肆虐的時候，這也是人類該好好的省思的時候。

免疫系統才是我們最大防範疾病的朋友，許多的研究一直出來，就是在強調人體免疫力的重要性。

當我們高高在上，只想著要用我們自己的想法來生活，不去顧慮到其他生物時，其實也是正在把我們，送到一個不好的未來上面。

我們和地球其他的生物是一體的，並不是只有單一存在，我們並不是地球上的老大，最多我們可以將地球管理的更好，卻沒有權利將大自然其他的生物毀滅。

SARS不是一隻怪獸，它是一個連眼睛都看不到的細菌，卻可以毀滅我們許多人的生活健康。

如果我們不是那樣恣意妄為的在吃著不該多吃的食物，也許不會將免疫系統搞壞，也不致於會讓這個病，妄自肆無忌憚。

也許在二十年前，同樣的細菌並不會讓我們有現

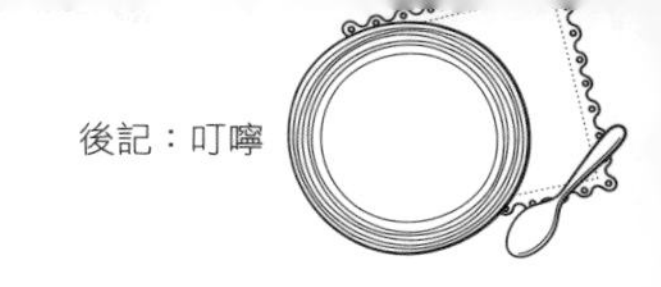

在的恐慌，但現在卻成了，全世界關切的疾病。

在防疫的同時，是不是也該細想一下：我們的生活、飲食、心態是不是也該「防疫」了？

我們把大自然破壞了，自己也會受害，我們把其他的動物吃了，自己的健康也必需要付出代價。

許多人恥笑吃素者，我常要和許多人解釋，我之所以會吃素，是因為在為自己的身體健康著想，但有時也會被譏笑，不懂得享受美食，但是在現在一片防疫風波中，所推廣的飲食反而是新鮮蔬果、穀物、草藥，這些回歸自然的食物，才能讓我們的免疫系統強壯，也才能讓我們有對抗病菌的能力。

請多細思一下，自己所選擇的飲食方式，我沒有權利叫你吃素，也不可能強迫你吃什麼，所有的一切決定權都在你的手上，你可以決定讓什麼食物，進到你的體內。

但是你有健康的權利，這裡所說的一切，只是希望你能夠更健康的生活，有更健康的飲食，也讓我們的下一代，能夠生存在更好的環境下。

擁有健康，才會讓其他的擁有更有意義，祝福你健康又快樂。

國家圖書館出版品預行編目資料

怎樣吃出健康／林琇琬著.　--初版.--臺中市：白象文化，2020.11

面；　公分.——（Healthy；26）

ISBN　978-986-5526-80-1（平裝）

1.健康飲食 2.健康法

411.3　　　　　　　　　　109011467

Healthy（26）

怎樣吃出健康

作　　者　林琇琬
校　　對　林琇琬
專案主編　吳適意
出版編印　吳適意、林榮威、林孟侃、陳逸儒、黃麗穎
設計創意　張禮南、何佳諠
經銷推廣　李莉吟、莊博亞、劉育姍、李如玉
經紀企劃　張輝潭、洪怡欣、徐錦淳、黃姿虹
營運管理　林金郎、曾千熏
發 行 人　張輝潭
出版發行　白象文化事業有限公司
412台中市大里區科技路1號8樓之2（台中軟體園區）
出版專線：（04）2496-5995　　傳真：（04）2496-9901
401台中市東區和平街228巷44號（經銷部）
購書專線：（04）2220-8589　　傳真：（04）2220-8505
印　　刷　基盛印刷工場
初版一刷　2020年11月
定　　價　150元